WAC BUNKO

ボケない、老いない脳。

これで
認知症にならない
生活習慣！

石浦章一

WAC

目次

ボケない、老いない脳。

――これで認知症にならない生活習慣！

第2章　こういう人が認知症になりやすい

第3章 薬や治療で、認知症はどこまで遅らせることができるか

第4章　病気によって症状はどう違うのか

第5章　認知症にならないための食生活

第6章　認知症にならないための基本は、毎日一万歩を歩く

第7章　いくつになっても頭を使う生活を

編集協力／荒井敏由紀
装丁／神長文夫＋柏田幸子

プロローグ　年をとれば忘れっぽくなるのは当たり前だが……

人の名前は一番忘れるのが早い

高齢になると、一番心配なのは、自分が認知症になることでしょう。そして、自分が認知症になりかけたときに、自分自身でそのことがわかるかどうかが、大きな問題になります。

最新の調査（厚生労働省研究班）では、二〇一二年時点で、六十五歳以上の高齢者のうち認知症の人は推計一五％で四百六十二万人にのぼります。また、「軽度認知障害」（ＭＣＩ＝*Mild Cognitive Impairment*　第1章で詳しく説明します）と呼ばれる認知症予備軍が約四百万人いることがわかりました。

年齢別では、六十五歳から七十四歳までは、有病率が数％ですが、年齢とともに上がり、八十五歳以上では四〇％を超えます。つまり、年齢が高くなるほど認知症になる危険性が高くなり、八十五歳以上では十人に四人が、そして九十歳以上になれば、半分以上が認知症になるというのです（図表参照）。これは、それ以前の調査よりも高いものです。

平均寿命が長くなり、八十五歳以上の方もどんどん多くなっています。その十人のうち四人が認知症になってしまうというのは想像するだけで恐ろしいことではないでしょうか。

高齢になればなるほど死が身近になってきます。自分で死に方を選べるとしたら、できれば、認知症が進んで何もわからなくなるような死に方はしたくないでしょう。

最近は、がんで死ぬのは死に方としては悪くはないとも言われています。それは、がんであれば、末期になっても、余命がある程度自分でわかり、ほぼ最期まで頭がはっきりしていて、自分の死に際しての始末をつけられるということがあるからでしょう。

しかし、認知症になってしまったら、何もわからなくなってしまいます。

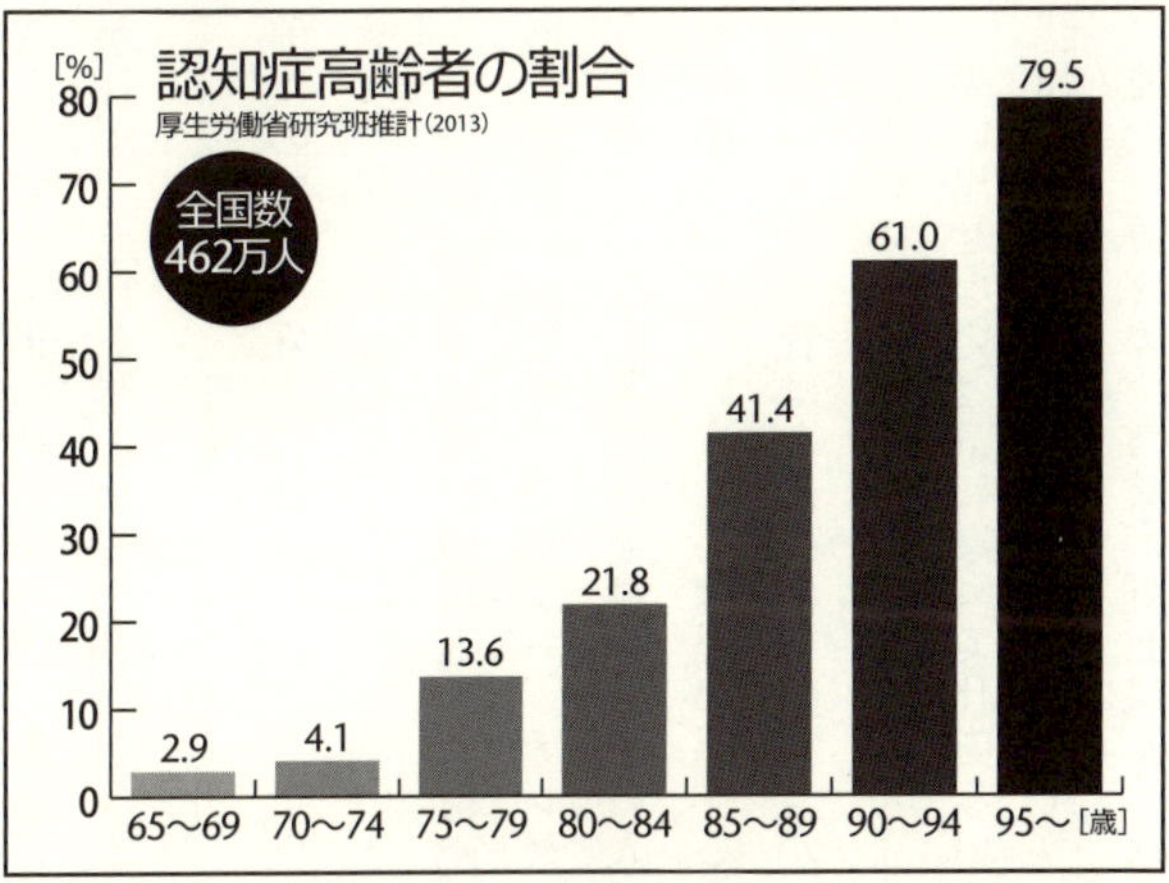

認知症になって、自分の死を見つめずにすむほうが楽だと思う方もいるかもしれません。ただし、その場合は、身近な人に大きな負担をかけることになります。

ですから、多くの人は認知症になって家族や周りの人たちに迷惑をかけたくない、そんな姿は惨めだから認知症にだけはなりたくないと思うのではないでしょうか。

もし認知症の兆候が現れたら、できるだけ早く知りたい。そして、治せるものなら治したい。治せないとしても、その進行を少しでも遅らせたいとは、誰しも思うでしょう。

もの覚えやもの忘れが、たんに年のせいなのか認知症の兆候なのかを、自分で見極めることができ、年のせいならば、安心できます。もし認知症の兆候だとしても、早くわかれば、進行を遅らせることはできます。

年をとれば、忘れっぽくなったり、なかなか覚えられなくなったりするのは当たり前なのです。五十代になれば、三十代のときと同じように覚えられるわけではありません。記憶力は年とともに落ちていきます。

一般に、覚えにくいのは人の名前やものの名前、そして数字です。それは一番忘れるのが早いのです。ですから、テレビなどで見ていた俳優の名前を思い出せないということは、高齢者だけでなく、若い人でもよくあることです。なんという映画やドラマに出ていたということは思い出すことができても、名前が思い出せない。

賢い人ほど昔はあんなにもの覚えがよかったのにできない、ということが悔しくて仕方ないのです。自分がボケているような気がします。

思い出せないと気になって仕方ないものですが、何とか思い出そうとするのなら、認知症を心配する必要はありません。

また、カタカナ言葉が覚えにくくなります。ｉＰｈｏｎｅ（アイフォン）やｉＰｏｄ

（アイポッド）など、短い言葉は覚えることができるかもしれませんが、長い単語になると、覚えているはずなのになかなか出てこなくなります。

私も、論文を書いていて、日本語を英訳しようとするときに、普段使っているような英語がすぐに出てこないということがあります。そんなときには、自分で「年だな」と思ったりします。

忘れっぽくなるというのは、そもそも、はじめからきちんと覚えていないことが多くなるということもあります。年齢とともに、人の名前、ものの名前を覚えるのが難しくなりますが、以前は一度聞けば覚えた名前を、自分では覚えたつもりでも覚えていないのです。

若い頃のイメージで、それほど意識して覚えようとしなくても覚えることができるつもりなのです。ですから、もの覚えが悪くなったと、必要以上に嘆いたりするのです。

年をとるにつれて、意識して覚えようとしても、なかなか覚えられなくなるのです。覚えようと意識しなければ覚えていないのはなおさらです。とくに馴染《なじ》みのない外国語などは、さらに覚えるのが難しくなります。

「ボケはじめたのでは?」と心配しているうちは大丈夫

「最近、名前が覚えられなくなった」「最近、どうも忘れっぽくなった」などと、自覚できている間は、とりあえず、認知症の心配はありません。

また、同じ話を繰り返したりするようになります。「それはいま聞いたよ」などと言われて、「あ、そうだったね」と、本人がわかれば大丈夫です。

他のことに気をとられてビタミン剤を飲んだか、まだ飲んでいないかわからなくなるといった軽いもの忘れはまったく問題ありません。高齢の人の薬を、一日分ずつ分けて入れるようにするのは、そういうことがあるからですね。

つまり、忘れたとしても、きちんと自覚があれば、まず認知症の可能性は薄いのです。

認知症になってしまったら、自分がボケるのではないかなどと、心配することはありません。そういうことがわからなくなってしまうのが認知症です。

認知症の特徴は、本人はしっかりしているつもりなのに、周りから見ると、すぐに忘れてしまい、人から見ると、おかしな行動が多くなることです。本人にそのことを指摘しても、それを認めないのです。自分がおかしなことをしているかどうかがわからなくなってしまうことが問題なのです。

健康な人でも、ぼんやりしていれば、先日買ってまだ冷蔵庫にあるにもかかわらず、また同じ野菜を買ってしまうということはあります。年をとると、そういったことがたびたび起こるようになります。しかし、自分でそれを「あっ、またやってしまった」と自覚できるうちは大丈夫です。

認知症になると、本人の自覚がない間に、同じものがどんどん冷蔵庫にたまっていったりします。家族にそのことを指摘されて注意されても、「私ではない」などと言い張ります。本人は、自分が買ったという自覚がないのです。

本人が忘れっぽくなった、同じ話を繰り返してしまうことがあるなどと、自覚しているうちは大丈夫です。本人にその自覚がなくなってしまうことが問題なのです。

いちばん危ないのは火の始末です。鍋などを火にかけたまま忘れてしまうといったことがしばしば起こります。家族が注意しても、本人は自分では多少忘れっぽくなったとしか思っていないのです。もっと進行すると、「私はそんなことはしていない」と頑強に否定したり、怒ったりします。

本人がおかしくなっていることを認めないとなると、できるだけ早く病院に連れて行ったほうがいいのです。

脳細胞は減っても、脳のつながりで補うことができる

高齢になればなるほど名前やもの覚えが悪くなり、もの忘れしやすくなるのは、脳が老化するからです。もちろん、個人差が大きいのですが、脳細胞の数が減って、年齢相応に集中力、記憶力は衰えていきます。

脳細胞は四十歳以上になると十年で約五％ずつ減るのです。四十歳のときの脳細胞数を一〇〇％とすると、五十歳で九五％、六十歳ではさらにその九五％なので、四十

歳時の九〇%ということになります。さらに、七十歳になったら四十歳時の約八六%、八十歳で四十歳時の八一%、九十歳では四十歳時の約七七%になってしまいます。

そう聞くと、ちょっと恐ろしくなるかもしれませんね。

もう少し説明すると、脳細胞には、神経細胞と言われる「ニューロン」と「グリア細胞」の二種類があります。脳の働きを支える上で大切なのは、電気の流れを送って情報のやりとりをしているニューロンです。

人間の脳細胞の数は、およそ一千億個と言われていますが、ニューロンと呼ばれる脳の神経細胞は、その約一割の、百億~百四十億個です。ニューロン以外は「グリア細胞」と言われるものです。グリア細胞は、ニューロンに栄養を送ったり免疫の役割を担ったりしています。

脳細胞全体が年齢とともに減っていくのですから、グリア細胞も減っていきますが、ニューロンの十倍もあるので、グリア細胞のほうは、数が減ってもそれほど問題は生じません。しかし、情報をやりとりするニューロンが減ってしまうと、つながりが悪くなり、頭が働かなくなってしまいます。しかも、この少ないほうのニューロンは死にやすい細胞なのです。

グリア細胞の役割はあまり注目されてはいません。とはいえ、その役割がすべてわかっているわけではなく、最近ではグリア細胞は、ニューロンのシナプス（神経細胞と神経細胞のあいだ、このつながりが大事なのです）の形成をコントロールしていることがわかっています。ということは、グリア細胞のほうも重要な役割を果たしていると考えられるのです。

全体で一千億個もある脳細胞のうち、実際に働いているのは、その一〜二割だから、脳細胞の数が多少減っても、脳の働きには問題はないという説もあります。

しかし、脳のMRIなどで調べても働いていないように思える部分の脳細胞も、まだ、その働きが解明されていないだけで、何らかの役割を担っていると考えられています。ですから、脳細胞の数が減れば影響を受けるのも当然でしょう。

ただし、八十歳になって脳細胞の数が四十歳のときの八一％になっていても、頭の働きは若い頃とほとんど変わらない、それどころか、経験を積んできただけに、その知恵に感心させられるような方もたくさんいます。

年齢とともに脳細胞の数が減ることは避けられません。しかし、若い頃と変わらずに脳がよく働いている人は、脳細胞同士のつながりがいいのです。シナプスのつながりを保つことによって、脳細胞同士の情報のやりとりが迅速に行われていれば、十分に脳の働きを保つことは可能なのです。

つまり、年をとっても脳がよく働く状態を保つことができれば、いつまでも頭が働くし、それがまた認知症を防ぐことにもなると考えられます。

年をとったら、ますます覚える工夫が必要

いまお話ししてきたように、五十歳を過ぎれば、多少、もの覚えが悪くなったり、忘れっぽくなったりするのは、ある程度は仕方がないことなのです。自分で、「最近、なかなか新しいことを覚えるのが難しくなった」と自覚できれば問題はありません。

実際、知能テストなどの調査をすると、新たな問題を解く力は年齢とともに落ちています。ただし、昔覚えたことは五十代、六十代と年齢が高くなっても覚えているも

のです。

仕事でも、五十歳を過ぎて、新たなことに挑戦しようとすると、かなり大変だと思います。携帯電話でも、若い人は説明書など読まなくても、適当にいじって、いろいろな機能を使いこなすことができますが、五十歳を過ぎたら、いちいち説明書を読まないと、なかなか使いこなせるようになりません。さらに、六十歳を過ぎて新たなことを覚えようとしたら、それだけ時間もかかるし、努力も必要になります。また、一度覚えたと思っても、しばらくすると忘れてしまいます。

年をとればとるほど、覚えるのに時間がかかるようになるし、覚えても忘れやすくなるのは、仕方がないことなのです。脳に定着させるためには、それだけ時間がかかるようになるのですから、本気で覚えようとしたら何度も繰り返すしかありません。

覚えられなくなるのは、年齢とともに集中できなくなるからでもあります。覚えるためには、集中しなくてはならないのですが、覚えるところまで集中できなくなるからです。たとえば、はじめて会った人と名刺交換して、もらった名刺をすぐにしまってしまったら、相手の名前を言おうとしても、覚えていないことは誰でもあるでしょう。名刺をテーブルの上に置いておいて、意識的に相手の名前を何度も言うようにすれば、自然に頭に残るはずです。

自分で「忘れっぽくなったな」と自覚したら、名前を繰り返し口にする、メモをとることを習慣化する、といったような工夫が必要になります。

もの忘れというのは、二十歳からはじまると言われるくらいですから、年齢相応に忘れっぽくなるのは、それほど気にすることはありません。それよりも、折に触れて覚える努力・工夫をして、脳をフルに活用することです。

日本航空の人気のあるアテンダントだった女性が書いた本の中に、彼女がファーストクラスの担当をしていたときの体験で、ファーストクラスに乗っている人たちは例外なくメモ魔だったことに驚いたといったことが書いてありました。

メモをとることによって、頭に定着する可能性が高くなるのです。ファーストクラスに乗る人は、会社でもトップクラスで、年齢も高い方が多いでしょう。現役で活躍している人は、それだけ工夫して脳を使っているのですね。

六十歳を過ぎて、新たなことに挑戦しようとする人は、意欲があるのです。意欲さえあれば、年齢相応に覚える力が衰えても、カバーすることができます。若くても、覚えようという気がなければ、人の名前もものの名前も覚えていません。もの覚えが悪くなったとくよくよしているよりも、覚える意欲さえあればカバーすることができます。

実際、なかには高齢になっても、若い頃と同じように、それどころか、経験を積み重ねてきただけ、その知性を発揮して活躍している人もたくさんいます。そういう人たちの生活を見ていると、実に意欲的です。

たとえば渡部昇一さん（英語学者、評論家。八十二歳）は、八十歳になっても、日々語学の勉強を続けているそうです。頭を使う日々を送り、最近でも次々と著書を出版しています。また、これは特別でしょうが、百歳を超えても、日野原重明さん（百一歳）のように、いまだに現役で活躍している方もいます。そういう方は、次々とやりたいことができて、意欲的な生活を送っているのでしょう。

そうやって頭を使っていれば、脳も衰えにくく、認知症の危険も遠ざけることができると言えるでしょう。

本書では、年齢相応のボケ症状と認知症の症状との違いを、どうすれば見分けることができるか、認知症とはどういう病気なのか、さらに認知症にならないためには、どういう生活をすればいいのか、いま解明されている科学的知識を紹介しながら、お話ししていくことにしましょう。

第１章

認知症の兆候は自分でわかるか？

老化と認知症の境目は？

一般に、認知症を心配しなくてはならないのは、六十五歳以上です。それ以前の年代で発症するのは若年性アルツハイマー病で、ほとんどは遺伝性です。遺伝性はアルツハイマー病（アルツハイマー型認知症）全体の数％程度と言われています。一般には、それほど心配することはないと思います。

若年性認知症の原因としては、若年性アルツハイマー病（若年性認知症の二五％程度）以外にも、脳血管障害、脳腫瘍後遺症《のうしゅようこういしょう》、頭部外傷、薬物やアルコール依存症、パーキンソン病、クロイツフェルト・ヤコブ病、エイズなど、さまざまな病気があります。若年性認知症のなかで身近で怖いのは、脳血管障害によるものでしょう。それを予防するには、第5章以降でお話しする、生活習慣に気をつけることです。

本書のテーマは一般の認知症なので、ここでは、若年性認知症についてはこれ以上は触れません。

老化と認知症のはっきりした境界というのは、なかなかわからないものです。記憶力は、老化とともになだらかに落ちていきます。それがたんなる老化のもの忘れよりも極端に落ちたら危ないのです。そんなときには「軽度認知障害」（ＭＣＩ＝*Mild Cognitive Impairment*）が疑われます。

軽度認知障害については、まだいろいろな説がありますが、老化による認知障害から認知症に移行するまでの間を「軽度認知障害」と呼んでいます。

もの忘れが頻繁に起こるようになります。それでも、初期にはお金の計算や車の運転などはできるのです。自分で「最近、よくもの忘れをして、ちょっとおかしいかな」と思うのです。

この段階では、軽度認知障害か、たんに加齢によるものかが判断しにくいのです。そこから認知症に進んでしまうと、記憶力が極端に落ちたことを自覚できなくなります。

国際的には、次のような軽度認知障害の診断基準があります。

1　主観的なもの忘れの訴えがある
2　年齢に比べて明らかな記憶障害がある
3　記憶以外の認知機能は正常である
4　日常生活には支障をきたしていない
5　認知症の診断基準は満たさない

人の名前を思い出せない、昨日食べたものをなかなか思い出せないといったことは、記憶力、注意力、集中力の低下で起こることで、加齢による脳の老化でも起こることです。

もし自分で記憶力が低下した、忘れっぽくなったと自覚したならば、記憶するときには、繰り返して覚えるようにするなどなるべく注意したり集中したりすれば、たんに老化によるものならば、記憶力の低下はある程度防ぐことができます。

しかし、もの忘れがあまりに頻繁だったり極端になると、まず軽度認知障害が疑われます。

軽度認知障害は、もの忘れや記憶力の低下が年齢に伴う老化現象の域を超えているのですが、それ以外の認知機能があまり低下しておらず、まだ日常生活は支障なくできている状態です。そのため、周りの人もなかなか発見するのが難しく、たんなる老化による記憶力低下となかなか区別がつかないのです。現在の医学では「認知症」とは診断されません。アルツハイマー型認知症（アルツハイマー病）の前段階という解釈です。

しかし、軽度認知障害から三～四年後には、一〇～二〇％が認知症に移行し、最終的には、約五〇％が認知症になると言われます。この軽度認知障害の段階でわかれば、認知症を防ぐことも可能ですし、少なくとも認知症への移行を遅らせることはできます。

軽度認知障害は脳の血流を調べればわかる

軽度認知障害の段階での調査には、脳の血流を調べる「ＳＰＥＣＴ（シングル・フォト・エミッションＣＴ）」が有効です。

ＳＰＥＣＴとは、体内に注入した微量の放射線を放出する薬剤を静脈注射して、ＲＩ（放射性同位元素）の分布状況を、回転カメラで撮影しコンピュータ処理して断層画面で見る検査のことです。それによって、それまでのＣＴなどでは見ることができなかった血流の状態や代謝機能を検査することができます。

脳梗塞《のうこうそく》や脳腫瘍、てんかんなどが原因で起こる脳内の血流異常もわかります。脳血管障害も早期に発見できるので、脳血管性認知症になる危険性を防ぐこともできます。また、アルツハイマー型認知症では、脳の帯状回後部《たいじょうかいこうぶ》の血流が低下していることが多いので、アルツハイマー型認知症の早期診断にも有効なのです。

ただし、ＰＥＴ（ポジトロン・エミッション・トモグラフィー）のほうが、ＳＰＥＣＴよりも代謝状態などが正確に把握できます。

早期の段階で検査を受ければ、まずは軽度認知障害か、ただの老化に伴うものなのかを、ある程度見極めることができるということです。

最終的には五〇％程度が認知症に移行するのですから、軽度認知障害であっても、放っておいても、すべて認知症になるわけではないということです。ただし、診断上は認知症の初期とは区別されています。

こんな症状が出てきたら要注意

いまお話ししたように、認知症の前段階である軽度認知障害と年齢からくるもの忘れは、区別をつけるのは難しいものですが、まだ自覚はあるのです。もし自分でもの忘れがひどくなったと自覚があるようだったら、家族などに相談して、早いうちに病院で診察してもらってください。

どこにも異常が認められず、たんに年齢からくるもの忘れに過ぎないと診断されれば安心できます。もし、軽度認知障害と診断されても、早いうちに治療をはじめれば、認知症への移行を遅らせることができる可能性は大きいのです。

どんな症状が出てきたら病院に行ったらいいのかを見極めることは難しいことです。軽度認知障害であれば、本人に自覚がありますが、認知症になってしまったら、もはや、本人に自分が病気だという自覚はありません。おかしいと自覚している間は認知症ではないわけです。

つまり、認知症になってしまったら、自分が「認知症になるのではないか？」などと不安になることはないわけです。それだけに、認知症の前段階で、本人が「自分がちょっとおかしくなった」と気づくか、周りの人が気づくかによって、その後の経過が大きく変わります。

認知症の前段階、あるいは認知症になってしまったら、どのような症状が出るのか、具体的に見て行きましょう。

加齢によるもの忘れと認知症のもの忘れの違い

年齢とともにもの覚えが悪くなるのは仕方ないことです。ですから、人の名前やものの名前が出てこなくなります。たとえばタレントの名前でも、「あのドラマに出ていた」「あの映画に出ていた」と、その人にまつわる情報を覚えている、あるいはそうしたヒントを与えられると、思い出すことができる場合は、たんなるもの忘れで、それは若い人にもあることです。高齢になれば、そうしたことが頻繁になります。

ですから、テレビなどに出るタレントの名前が出てこない、すぐに忘れてしまうと、自分が認知症ではないかと心配することはありません。人の名前やものの名前を覚えられないとか、約束を忘れやすいという自覚があるので、たいていの場合は年齢に伴うふつうの老化です。

自分で「私、最近どうも忘れっぽくて、ボケてきたのではないか」と言っている人は、まず認知症ではありません。忘れっぽいことを自覚していれば、大丈夫です。

加齢に伴う脳の老化現象のもの忘れと、認知症によるもの忘れの違いは、正常であれば、日常生活にそれほど支障が起きないし、何年かたってもほとんど進行しないのに対して、認知症では日常生活に支障をきたし、その進行が急なことです（もちろん、個人差がありますが）。

年をとれば、同じことを繰り返し言ったり、聞いたばかりのことを忘れて、同じことを繰り返し聞くといったことはあります。しかし、それが頻繁になったら、認知症が疑われます。

また、ものをどこに置いたかがわからなくなるというのは、誰でもあります。片付け下手な人はなおさらでしょう。高齢になると、多少それがひどくなるのは仕方ないことです。しかし、いつも何か探しているという状態になったら、やはり認知症の可能性があります。

昨日の夕食に何を食べたかをすぐに思い出せないという程度は、若くてもよくあることです。思い出そうとすれば、ある程度思い出せるはずです。

しかし、自分がいま行った行動、たとえば、いま洗濯をした、電話をかけた、朝食を食べた、といったこと自体をすっかり忘れてしまったり、人から指摘されても思い出せないとなれば、認知症もかなり進んでいます。

料理などの段取りができなくなる

年をとれば、体もきつくなりますから、食事の支度なども面倒になるものです。最近は料理をする男性が多くなってきましたが、高齢の方では、まだ奥さんがする家庭が多いでしょう。

認知症の兆候としては、それまで料理上手だった女性がつくる料理の味付けがおかしくなったり、それまでつくっていたような料理ができなくなったりすることが起こってきます。

料理は、何をつくるかを考えて、材料を買って、野菜や肉を炒《いた》めたり、煮たりというように、段取りよくやらなければなりません。その段取りができなくなるのは認知症の兆候と考えられます。自分で材料を買ってきても、何をつくろうとしたのかわからなくなったりします。また、どういう手順でつくるのかがわからなくなるのです。

ある七十代半ばの女性は料理上手で、お正月のお節料理もすべて自分でつくっていました。ある年の暮れに、娘が実家に戻ったとき、材料はいろいろ買ってあったのですが、段取りがわからなくなっているようで、途中まで料理をやりかけた状態で放り出してありました。そのときには娘が率先して母に手伝ってもらってつくったのですが、それが認知症のはじめのころの兆候でした。

その後、買い物に行って何時間も帰ってこない、家に帰るのにも迷うようになったのです。さらに、財布の中身が小銭で膨らむようになりました。それは、買い物をしても計算ができず、数百円の買い物でも一万円札を出して買うといったことを繰り返していたからです。

突然性格が変わる

高齢になれば、人格が円満になると思われるかもしれませんが、実際はなかなかそうはならないようです。せっかちな人はますますせっかちになるし、几帳面な人はさらに几帳面になるし、もともとルーズな人はさらにだらしなくなるというように、もともと持っていた性格がさらに極端になることが多いものです。

そういう意味では、もともと穏やかで円満な人は、穏やかなまま年齢を重ねることができるのでしょう。しかし、偏《かたよ》りがない人格円満な人というのは、それほど多くはいないのではないでしょうか。

会社など組織に勤めている間は、周囲の人たちと円満にやらなければいけないので、自分の意見を抑えたり、多少は周りと合わせたりしようとします。しかし定年になって、人間関係が少なくなると、我を張りやすくなります。ことに家族を相手にはわがままになります。しかも、年をとるにしたがって、たいていの人は頑固になるものです。年齢とともに、人間がそうなるのは仕方ないところがあります。

年齢相応にゆるやかに頑固になった、わがままになったというのならば、心配ありません。

しかし、それまで穏やかだった人が、あるときから怒りっぽくなるなど、性格が急に変わることがあります。また、それまでおしゃれだった人がだらしなくなったり、何日もお風呂に入らなくても平気になったりします。

ものやお金がなくなったと騒いで、家族を疑ったりするようになることもあります。身近にいて、もっとも信頼できる家族さえも信頼できなくなったりするのです。自分ではそんな性格の変化は自覚できません。

そうした突然の性格の変化は、認知症の可能性が高いのです。前頭葉が障害を受け感情をコントロールすることができなくなるので、怒りっぽくなったりするのです。

同じものを何度も買う、お金の計算ができなくなる

同じものを何度も買ってきたりすることが増えたら要注意です。すでに買ってあったものを、うっかりまた買ってしまうということは誰でもあるでしょうが、認知症の場合は、そんなレベルではありません。同じものが山積みになってしまいます。

また、冷蔵庫にしまわなければならない食料品を放り出してあったり、とんでもないものが冷蔵庫に入れてあったりすることもあります。家族がそのことを指摘しても、「そんなことはしていない」と言い張ります。自分では覚えがまったくないからです。

体のほうが元気で、外出好きな人の場合には、自分で何でもできると思っているので、かえって、とんでもないことをしてしまうことがあるのです。

さきほどの女性ではありませんが、お金の計算ができなくなります。当然、預金通帳などの管理もできなくなります。通帳からお金が下ろされていて、そのお金が何に

使ったかがわからないうちになくなっているといったことが起こるようになったら、かなり進んでいます。

もちろん、若いときからお金のことはすべて奥さん任せで、本人はかかわらないという人もいますから、お金のことがわからないからといって、認知症だとは限りませんが。

高齢になればなるほど、自分のこれからの生活資金が心配になる人は多くなるでしょう。毎月生活に不自由しない年金が入ってきて多額の預金があっても、ほとんど贅沢《ぜいたく》をしない高齢者もいます。そんなふうにしっかりしていて、お金のことを心配したりしている間は大丈夫なようです。

迷子になる

認知症が進むと、自分がどこにいるのかわからなくなり、迷子になったりするようになります。

買い物に行って、いつもならば一時間程度で帰ってくるところが、三時間も四時間も帰ってこないといったことが起こります。はじめのうちは、迷子になったことをごまかそうとします。しかし、そんなことが何度か繰り返されれば、家族が変だと気づくでしょう。

こんなふうに、自分がどこにいるのかという、場所に対する認識がなくなったら、かなり進んでいます。

問題は一人暮らしの方です。もし、自分がどこにいるかわからないといったことが一度でも起こったら、すぐに医者に行くことです。

「ご飯まだなの？」と聞くようになったら、かなり進んでいる

認知症が進むと、食事をしてもすぐに「ご飯まだなの？」と聞くようです。満腹中枢《まんぷくちゅうすう》も壊れてしまうと考えられます。満腹中枢とは、脳の間脳《かんのう》にある視床下《ししょうか》部《ぶ》にあって、摂食行動を調節する中枢神経です。実際にお腹がいっぱいになって、満

腹中枢に信号が送られても満腹感を感じないのです。

食欲中枢には、食べるように指令する摂食中枢と食べるのをやめるように指令する満腹中枢がありますが、普通はそこまで障害されません。満腹中枢が障害を受けてしまったら、認知症はかなり進んでいることになります。

ちなみに、視床下部は食べる、飲む、睡眠、性行動などの本能行動や、怒り、不安などの情動行動の中枢です。また、交感神経、副交感神経の機能やホルモン分泌の制御など内分泌機能、体温調節機能などがあります。

アルツハイマー型認知症はまず前頭葉が障害を受け、ものを考えたり、社会的に判断したり、感情をコントロールする機能に障害をきたしてきます。ただし、後頭葉は比較的保たれています。そのため、認知症が進んでも、視覚などは保たれ、きちんとものを見ることはできます。また、聞いたり話すこともできます。体を動かすことも比較的保たれているので、時には徘徊《はいかい》したりすることもあるのです。

認知症の症状と似ている高齢者のうつ病

家事をしなくなり、ひきこもりがちになっても、認知症ではなく、老人性のうつ病の場合もあります。

うつ病の場合も、表情の変化が少なくなり、意欲がなくなり、「何もしたくない」など、一日中ボーっとしていることが多くなったりします。こうしたことは、認知症の初期の症状とよく似ています。

実際に認知症を疑って「もの忘れ外来」などを受診する患者の五人に一人は認知症ではなくうつ病だとも言われます。

高齢者の場合のうつ病の原因として多いのは、友人が亡くなる、夫や妻に先立たれる、離婚などによって、親しい人間関係がなくなることです。また、病気になって、外出ができなくなったり、引越しなどで環境が変わったりすることも原因にもなります。高齢になって引越しをするのは、できるだけ避けたほうがいいのです。

高齢になれば、だんだん人生に希望が持てなくなり、人間関係も少なくなるので、うつになる人も多くなります。六十五歳以上の高齢者で、うつ症状がある人は約一〇%、うつ病の発症率はデータによって違いますが、五~七%とも言われます。

認知症と高齢者のうつ病は、周囲から見ると、よく似ていることが多いものです。日付や曜日がわからない、食べたばかりなのに、何を食べたか思い出せないといった記憶力の低下が見られます。うつ病の場合には、記憶力の低下が自分でわかるので、「もの覚えが悪くなった」「もの忘れが増えた」などという記憶力の衰えについての訴えがふえるのです。

実際に、記憶力の検査をすると正常で、うつ病になると、周囲のことに関心がなくなってしまうので、覚えていなかったということが多いのです。

そこが認知症とは違うところです。認知症の場合は、記憶力の衰えを自分で認識するのはまれだからです。

ただし、認知症の初期にはうつ症状が出ることもあります。認知症の人の四〇~五〇%にうつ症状が現れるとも言われます。ですから、認知症の初期の段階では、うつ病と間違われやすいのです。

うつ病の場合には、「体が痛い」などと体の異常を訴えて、外出しなくなり、動かなくなるようです。家族など周囲の人は、そうした状態を見逃さないようにしたいものです。

認知症早期発見のめやす

認知症と年齢に伴うもの忘れの違いをここで要約しておきましょう。

1　認知症は、行動の一部を忘れるのではなく、自分の行動のすべてを忘れてしまいます。

2　自分が忘れっぽいことを自覚していれば年齢相応のもの忘れですが、認知症は忘れっぽいことを自覚していません。

3　人や場所、時間などを認識できれば大丈夫ですが、認知症は、人、場所、時間をきちんと認識できなくなります。

4　日常生活にそれほど支障がなければ大丈夫ですが、認知症は日常生活に支障をきたすようになります。

5　たまに料理の手順を間違える程度ならば心配ありませんが、塩味が足らないときに砂糖を入れてしまうなど、調味料の判断もできなくなってしまうと認知症です。

6　ものをどこにしまったかがわからなくなる程度ならば大丈夫ですが、認知症では、誰かに盗まれたなどと、被害妄想的な発想をします。

7　日付や曜日を数日、間違える程度ならば大丈夫ですが、冬なのに夏ものを着ようとするなど、季節の区別もつかなくなると認知症です。

8　重要なのは、これらが進行性だということで、だんだん悪くなっていくのです。

自分が認知症になるのではないかと心配される方は多いと思います。しかし、どうすれば自分で認知症になりかかっているということに気がつくのかというのは難しい問題です。

これまでお話ししたように、ふつうの老化からくるもの忘れと認知症のもの忘れは初期の段階では、なかなか区別がつきません。

次に「認知症の人と家族の会」が、会員の暮らしの中の経験からまとめた、「認知症早期発見のめやす」を掲載させてもらいます。これまでお話しした症状なども含めて、身近な方でなければ気がつかないような具体的なことが列記されています。

自分でも気がつくこともありますが、たいていは周囲の人でなければ気がつかないことでしょう。身近にいる方が見ていて、心当たりのことが多ければ、早めに病院で診てもらうようにしてください。

●もの忘れがひどい

1　今切ったばかりなのに、電話の相手の名前を忘れる

2　同じことを何度も言う・問う・する

3　しまい忘れ置き忘れが増え、いつも探し物をしている

4　財布・通帳・衣類などを盗まれたと人を疑う

●判断・理解力が衰える

5　料理・片付け・計算・運転などのミスが多くなった

6　新しいことが覚えられない

7　話のつじつまが合わない

8　テレビ番組の内容が理解できなくなった

●時間・場所がわからない

9　約束の日時や場所を間違えるようになった

10　慣れた道でも迷うことがある

●人柄が変わる

11　些細なことで怒りっぽくなった

12 周りへの気づかいがなくなり頑固になった
13 自分の失敗を人のせいにする
14 「このごろ様子がおかしい」と周囲から言われた

●不安感が強い

15 ひとりになると怖がったり寂しがったりする
16 外出時、持ち物を何度も確かめる
17 「頭が変になった」と本人が訴える

●意欲がなくなる

18 下着を替えず、身だしなみを構わなくなった
19 趣味や好きなテレビ番組に興味を示さなくなった
20 ふさぎ込んで何をするのも億劫がり、いやがる

（公益社団法人　認知症の人と家族の会作成）

病院に行くのであれば、これまでは神経内科でしたが、最近は「もの忘れ外来」という名前の診療科を持つ病院が多くなりました。もの忘れ外来という名前は親しみやすく、もの忘れの段階で診察してもらえば、認知症でなかったらそれで安心できます。たとえ認知症になったとしても、薬の服用で数年単位で進行を遅らせることができます。

たいていの人は、自分で「最近もの忘れが多いな」と気づいても、なかなか病院には行かないでしょう。家族など周囲の人が気づいたら、本人を説得して早い段階で病院に連れていくことが大切です。

ただし、一人暮らしの方の場合は問題です。日ごろから自分で注意しなければなりません。軽度認知障害の兆候が出てきたら、親しい人に相談するなりして、早めに診断してもらうことです。

第2章

こういう人が認知症になりやすい

認知症にもアルツハイマー型認知症と脳血管性認知症がある

認知症を発症する病気にも、いろいろありますが、一般に多いのは、アルツハイマー型認知症（アルツハイマー病）と脳血管性認知症です。

世界的にはアルツハイマー型認知症が約五〇％、脳血管性認知症が約三〇％と言われ、アルツハイマー型が多いのです。日本では脳血管性認知症の割合がもう少し多いのではないかとも言われています。

認知症が進んでしまえば、どちらも脳の神経細胞がどんどん死んでいき、同じような症状を呈《てい》します。ただし、原因が違いますから、その経過においては多少違った症状も出ます。

簡単に言えば、脳卒中などの脳の血管障害が原因になって、脳の神経細胞が死んでいくのが脳血管性認知症です。それに対して、なぜたまっていくのか、はっきりした原因はわかっていないのですが、脳に老人斑《ろうじんはん》（アミロイド・ベータ。あとで説明します）

というものがたまって、脳の神経細胞が死んでいくのがアルツハイマー型認知症です。

アルツハイマー型認知症は、どちらかと言えば、ゆるやかに落ちて行くのですが、脳血管性認知症は、急激に悪くなったりすることがあります。

アルツハイマー型認知症は、原因がはっきりとわかっていないだけに、「こういう人が認知症になりやすい」と、はっきりと言うことはできません。しかし、脳血管型認知症は、脳の血管障害が引き金になっているので、生活習慣次第で、認知症リスクを下げることができます。

まず、脳血管型認知症から、お話ししていきましょう。

高血圧、高脂血症の人は脳血管性認知症になりやすい

脳血管性認知症とは、脳梗塞《のうこうそく》、脳出血、心筋梗塞《しんきんこうそく》などが原因になっている認知症です。もっとも多いとされるのは、小さな脳梗塞が多くの場所で起こる「多発性ラクナ梗塞」です。

ラクナ梗塞とは、脳の細い血管が詰まることで起こる小さな脳梗塞です。脳梗塞は脳の血管が詰まり、脳の組織が死んでしまう病気です。小さな梗塞が数カ所で起こるくらいでは症状は現れませんが、それが多くの場所で生じると、脳の機能は徐々に低下して、認知症や運動障害が出てくるのです。

高血圧によって、血管の内側に強い圧力が加わることで血管の内側の壁が傷ついて硬くもろくなることで、動脈硬化が起こります。動脈硬化が起こると、血管が狭くなり血流がとだえて脳梗塞になってしまうのです。動脈硬化が脳の細い動脈に発生するのがラクナ梗塞です。

そして、ラクナ梗塞は日本人に多く、脳梗塞全体の約三五%を占めると言われています。

初期の段階では、数カ所にラクナ梗塞が起こっても、梗塞する部分が小さいので、しびれや運動障害などの症状が出ないことがあります。この状態は「無症候性脳梗《むしょうこうせいのうこう》塞《そく》」と言われます。

しかし、放っておくと、小さな脳梗塞がどんどん増えたり、大きな脳梗塞に結びつくことになりかねません。ラクナ梗塞が脳のいろいろなところに発生すると、多発性ラクナ梗塞になってしまいます。すると、言語障害、歩行障害、さらに認知症などの症状が現れたりするのです。

つまり、脳血管性認知症は、高血圧や高脂血症《こうしけつしょう》などの生活習慣病から起こるのです。高血圧の人、高脂血症の人は、認知症になりやすく、逆に、そうした生活習慣病を防ぐことによって、認知症になる危険性を下げることができるのです。

アルツハイマー型認知症になる危険性を調べることはできる

血管障害から起こる脳血管性認知症に対して、アルツハイマー型認知症（アルツハイマー病）は、さきほどお話ししたように、老人斑というのができるわけです。

老人斑とは、脳のシミのようなものです。「アミロイド・ベータ（Aβ）」というたんぱく質が脳内にたまることによって生じます。若いときには老人斑はないのですが、五十歳を過ぎると、人によっては、少しずつたまっていくことになります。老人斑が増えれば、ほとんどの人がアルツハイマー型認知症を発症します。

ですから、将来アルツハイマー型認知症になる危険性があるかどうかを調べるには、脳の中にアミロイド・ベータ（老人斑）ができているのか、できているとしたらどの程度できているかがわかればいいということになります。

いま、それを調べることができるようになっています。それがアミロイド・ペットです。

アミロイド・ペットとは、静脈注射で「ＰＩＢ」（ピッツバーグ化合物Ｂ）という放射線医薬品を体内に入れて、ペット（ＰＥＴ＝陽電子放射断層撮影）で脳を撮影する方法です。老人斑ができていて、脳内にアミロイド・ベータが沈着していると、ＰＩＢと結びつくので、多い部分がはっきりと映し出されて、その蓄積状態を見ることができるのです。

アルツハイマー型認知症の場合には、もの忘れなどの症状が出る十年以上前からアミロイド・ベータが脳に蓄積しはじめるのです。アミロイド・ベータの蓄積によって、脳細胞の機能低下が起こり脳細胞がどんどん死んでいって、さまざまな認知機能障害を起こします。

ですから、いまはアミロイド・ペットを使えば、将来アルツハイマー型認知症になりそうか、あるいは、現在、どの程度の状態なのかがわかるようになりました。ただし、この検査を行っている病院の数はまだまだ少なく、検査を受けるとしても、保険も使えないのでかなり高額です。

付け加えておけば、認知症が進んでしまった方にアミロイド・ペット検査を行って、その状態がわかったとしても、あとで述べるように、現実的には治療法はありません。その進行を少しでも遅らせるようにするために、いくつかの薬が認可されているのが現状です。

老人斑ができるかどうかは遺伝の影響が大きい

八十歳になっても頭の働きがよく元気な人は、老人斑がほとんどできていません。つまり、アミロイド・ベータがたまっていないのです。

老人斑ができるかどうかは、どうも遺伝で決まる要素が大きいようです。遺伝的にアポE4（アポリポプロテインE＝アポリポ蛋白《たんぱく》E）遺伝子を持っている人はできやすいのです。持っていない普通の人よりも三〜十倍できやすいと言われています。

アポE4遺伝子を持っているか、持っていないかによって、アルツハイマー型認知症になる確率は大きく違います。二人に一人がアルツハイマー型認知症になる確率は、E4を二つ持っている人は七十八歳くらいですが、日本人に一番多いE3を二つ持っている人は九十八歳くらいです。

平均寿命からいえば九十八歳まで生きる確率は低くなりますが、七十八歳であれば、いまや半分以上は生きています。ですから、E4を二つ持っている人は認知症になる危険性が高いのです。

逆に言えば、アポE4遺伝子を持っていなければ、九十八歳までは、二人に一人はアルツハイマー型認知症にならずにすむのです。脳血管性認知症に気をつければ、寿命まで認知症にならずにすむことになります。

ちなみに、日本人でアポE4遺伝子を持っているのは、だいたい全体の七％ぐらいと言われています。また、アポＥ４遺伝子を持っていたからといって、老人斑が一〇〇％できるわけではありません。そこには、生活習慣がかかわっていると考えられます。

危険なアポＥ４遺伝子を二つ持っている人は一％以下

ここでちょっと専門的になりますが、アポＥ遺伝子について説明しておきましょう。アポＥとは、血液中の脂肪を肝臓に運んだり、肝臓の脂肪を他の器官に運んだりするタンパク質で、Ｅ２、Ｅ３、Ｅ４の三種類の遺伝子型があります。このうちのＥ４型を持っているとアルツハイマー型認知症になりやすいのです。

問題はこのＥ４型の遺伝子で、これを持っている人は、持っていない人と比べて数倍アルツハイマー型認知症にかかりやすいとも言われます。

五十代でアルツハイマー型認知症になった人のうちの五〇％、六十代でなった人の四〇％がこの遺伝子を持っていて、若いときほど、この遺伝子を持っていると認知症になりやすいのです。アルツハイマー型認知症の人の五～一〇％がそうではないかと言われます。

ただし、アポE4遺伝子を持っていても、その遺伝子が一つか二つで、認知症になる危険性は大きく違います。人間は両親から遺伝子を引き継いでいるので、遺伝子が二つあります（それを「対立遺伝子」と言います）。その遺伝子が同じ場合と違う場合があるのです。

アポE4遺伝子を二つ持っている人が七％いるわけではありません。E4遺伝子の頻度が日本人で七％です。実際に二つ持っている人は一％以下でしょう。

アメリカの調査（約四千九百人の老人を対象にしたジョンズ・ホプキンズ大の調査）では、アポE4遺伝子を両親から受け継いだ人は八十～八十五歳でアルツハイマー型認知症を発症し、片親からのみ受け継いだ人では九十五～百歳までに発症し、この遺伝子を持っていない人は九十五歳以下では発症しないという調査結果もあります。

この研究では、アポE4遺伝子は発症時期に関与するだけで、アルツハイマー型認知症にかかるかどうかは別の数個の遺伝子がかかわっていると報告しています。

実際にアポE４遺伝子を持っていても、八十～九十歳でも発症しない人もたくさんいるので、アポE４遺伝子説については、危険因子であっても原因ではないという説もあります。

アポE４遺伝子を持っているどうかは検査でわかる

アポE４遺伝子を二つ持っていても、死ぬまで認知症にならない人はいるのです。ただし、持っていれば、長寿になればなるほど、認知症になる危険性が高くなることは確かでしょう。

それを防ぐためには、生活習慣ということになります。

たとえば、バランスのとれた食事、運動する習慣があるかどうか、あるいは頭を使って何かをする習慣を持ち続けているか、といったことになります。それについては、あとで詳しくお話しすることにします。

ついでにお話ししておけば、アポE４遺伝子を持っているかどうかは、検査をすればすぐにわかります。といっても、あえて自分がアルツハイマー性認知症になる危険因子を持っているかどうかを調べようという気になる方がどのくらいいるかは疑問ですが。

また、タウ・タンパク質というものを測定することで、アルツハイマー型認知症かどうかがわかります。アルツハイマー型認知症では、老人斑ができて、次に脳の神経《しんけい》原線維変化《げんせんいへんか》が起こります。この神経原線維変化の原因は、タウというタンパク質がたまるためです。

つまり、アミロイド・ベータが蓄積し、次いで神経原線維変化が起こり、脳の神経細胞が死んでいきます。それとともにタウが細胞の外に漏れていくので、その髄液中の量を測定するのです。脳脊髄液《のうせきずいえき》中のタウの量が上がっていれば、アルツハイマー型認知症を発病していることになります。

アルツハイマー型認知症が疑われた場合は、こうした検査も行われます。初期にわかれば、薬で進行も遅らせることができます。

アルツハイマー型認知症と脳血管性認知症の違い

アルツハイマー型認知症と脳血管性認知症は本来区別されます。一般に、多発性ラクナ梗塞や脳卒中などの後遺症がある場合は脳血管性認知症であり、血管系の病気がないにもかかわらず認知症を発症するのがアルツハイマー型認知症と診断されます。

アルツハイマー型認知症と脳血管性の認知症は、進行してしまえば区別がつかなくなります。そうなれば、最終的には脳を解剖してみないとわかりません。

脳血管性認知症は、急速に認知症が進むこともあります。また急におとなしくなってしまうこともあります。その変化が急激なこともあり、周囲の人にもわかりやすいのです。

しかし、アルツハイマー型認知症の場合には、時間をかけて徐々に進行していき、性格が変わってくるので、周囲の人がその変化に気がついたときには、認知症がかなり進んでいたということになりかねません。

また、脳血管性認知症は脳血管障害の部位によって症状が違います。言語障害が主であったり、認知能力の低下が主であったり、あるいは、「まだらボケ」と言われるように、時に人の話を理解できるようになったりと時間によって、理解力を取り戻したりすることもあります。このように障害にムラがあるのが脳血管性認知症の特徴です。

脳血管性認知症の場合には、脳梗塞や脳出血などの脳卒中の治療によって、認知症の進行を抑えることも可能です。ですから、脳血管拡張薬や脳血流改善薬などが効果があることもあります。

ここでアルツハイマー型認知症と脳血管性認知症の違いの特徴を対比しておきましょう。

アルツハイマー型認知症
- ゆっくりと進行する
- 自分で自覚することがない
- 落ち着きがなくなる

・場所や時間の感覚があいまいになる
・段取りよくものごとを進めることができなくなる
・認知能力が全体的に落ちてくる
・高血圧などの持病がない
・人格が変わってしまうことが多い

脳血管性認知症
・急に悪くなったり、変動したりすることがある
・部分的な認知能力の低下（まだらボケ）
・初期には自覚することがある
・歩行障害、手足のしびれや麻痺《まひ》、ろれつが回りにくいなどの症状がある
・ちょっとしたことで突然泣いたり、怒ったりする
・うつ症状など、精神的に不安定になる
・高血圧、糖尿病、心疾患など脳血管障害の危険因子を持っていることが多い

・人格はある程度保たれる

このように、認知症の進行の途中においては特徴はありますが、症状が進行してしまうと、区別はつきにくくなるということです。

一人暮らしの男性が一番危ない

生活環境としては、高齢の一人暮らしの人は、家族と一緒に暮らしている人よりも認知症になりやすいと言えるでしょう。一人で暮らしていても、毎日、近所の人と話す、友達が多いなど、日頃の人間関係が多ければいいのです。しかし、人間関係もほとんどなく、家にひきこもりがちな生活となると、認知症になる危険性は高まります。自分の趣味など、やることもなく、話し相手がいないとなると、認知症の進行も速くなります。

認知症の兆候が現れても、周囲に誰も気づいてくれる人がいないとなれば大変です。

高齢で一人暮らしの方は、子どもや友人などと、できるだけ定期的に連絡をとる、地域の高齢者支援を活用するなど、日頃からの工夫が必要でしょう。

家族と一緒に暮らしていれば、もし認知症の症状が現れたら、一緒に暮らしている家族が気がつきます。

問題は、一人暮らしの高齢者です。六十五歳以上の一人暮らし高齢者は男女ともに増加の一途をたどっています。

一九八〇（昭和五十五）年には男性約十九万人、女性約六十九万人で、高齢者人口に占める割合は男性四・三％、女性一一・二％でしたが、二〇一〇（平成二十二）年には男性約百三十九万人、女性約三百四十一万人でそれぞれの高齢者人口に占める割合は男性一一・一％、女性二〇・三％も占めるようになっています（「平成二十四年版高齢社会白書」）。

今後さらに高齢者の一人暮らしが増えることが予測されます。

そうなると、子どもがいる方は、子どもの家の近くに住んで、時々様子を見にきてもらう、子どもや親しい親族がいない方は友人などとの交流を絶やさないようにする

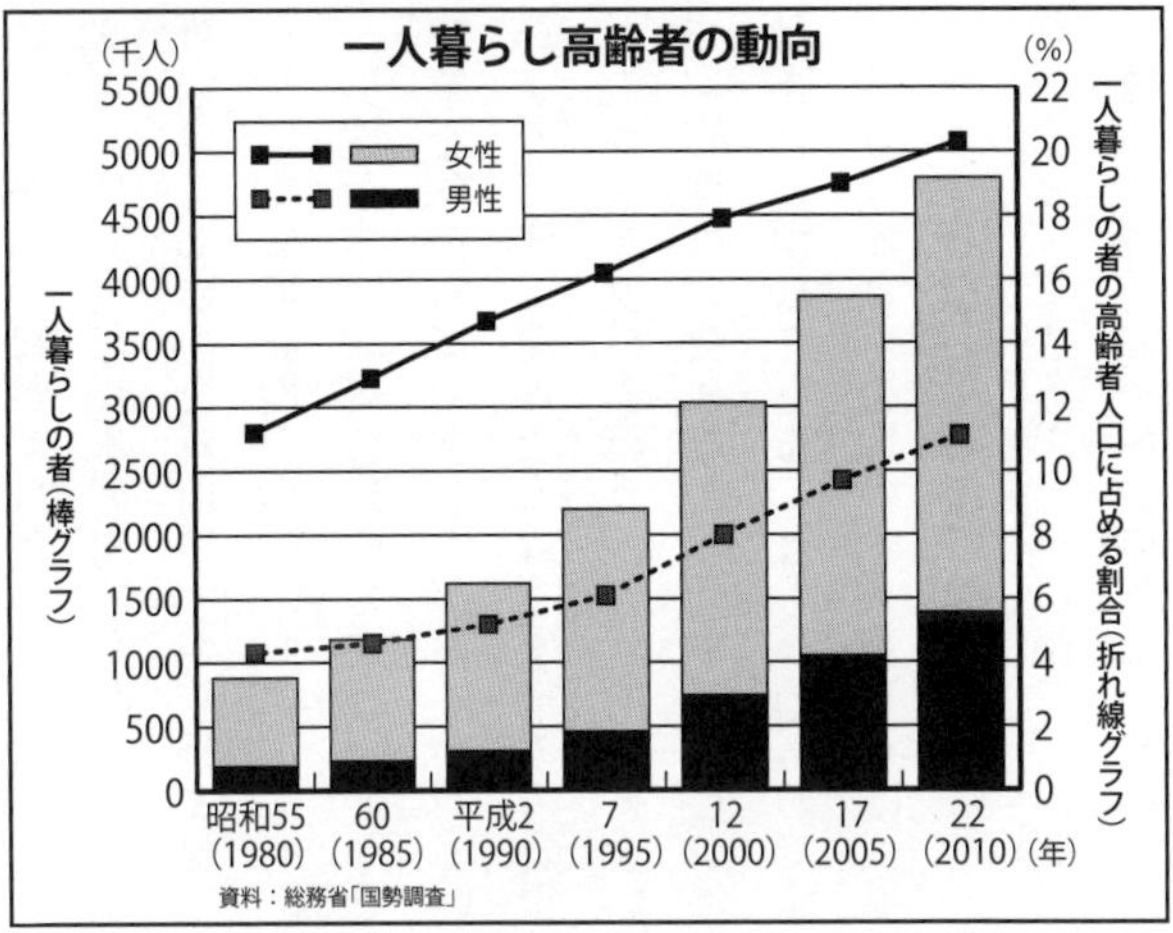

など、人付き合いの工夫が必要になります。一人暮らしの高齢者については、公的な援助などもさらに必要になるでしょう。

いずれにしろ、高齢になれば体の健康のことも心配になりますが、「気がつかないうちに認知症になってしまったら」という不安はどんどん大きくなると思います。

まずは夫婦関係が基本ですから、熟年離婚などにならないように、夫婦仲良く暮らすことが大切です。それでも、どちらかが先に亡くなるのは避けられません。

平均寿命は女性のほうが男性よりも五歳も長いので、男性は病気になったり、認知症になっても奥さんが面倒をみてくれるだろう、あるいは最期は奥さんに看取られて、と思っているかもしれません。しかし、奥さんに先立たれる可能性もあるのです。いまは子どもが自立して結婚すれば親とは別居するのが当たり前ですから、夫婦どちらが残されるにしても、最終的には一人暮らしになる可能性が高いのです。

男性があとに残されると厳しいようです。最近は男性でも料理や洗濯、掃除などの家事を分担してできる人が多くなっていますが、高齢の方は、すべて奥さん任せが多いようです。そんな人はまず家事の負担が大きくのしかかります。

しかも、女性のほうが、近所付き合いなど人間関係がうまいものです。それに比べて、男性は、会社などの仕事関係しか付き合いがなく、定年になったとたんに人との付き合いがなくなることも多いものです。

そうなると、男性の一人暮らしは、孤立する可能性が高くなります。

そうならないために、趣味を通した人間関係、地元でのボランティアを通した付き合いなど、できるだけ外に出て、人間関係を持つようにしたいものです。

また、最近は一生結婚しないという、生涯未婚率（五十歳時の未婚率）が高くなっています。

二〇一〇年の生涯未婚率は男性が二〇・一四％、女性は一〇・六一％でした。ちなみに一九八〇年が男性二・六〇％、女性四・四五％、一九九〇年には男女逆転して男性五・五七％、女性四・三三％、二〇〇〇年には男性一二・五七％、女性五・八二％ですから、どんどん増加していることがわかります（国立社会保障・人口問題研究所「人口統計資料集二〇一二年による）。

このように見れば、今後さらに高齢の一人暮らしが増えることが予測されます。

一人暮らしで、近所づき合いも友人関係も希薄な人が認知症になっても、その人の面倒をみる人が誰もいないということにもなりかねません。一般に、女性はうまく人に頼ることができるので、具合が悪くなったら誰かに相談することもできますが、男性は、なかなか人に頼れないところがあるので、男性のほうが危ないということになります。

睡眠時間が長過ぎる人は認知症になりやすい？

睡眠時間が長過ぎる人は認知症になりやすいとも言われます。たしかに、そうした論文はありますが、それは結果論かもしれません。

年齢相応に忘れっぽくなっても、認知症ではない人は、睡眠時間はそれほど長くなるわけではありません。ですから、認知症が進むと、一日の半分近く寝てばかりいるということがあります。ですから、高齢になって、認知症ではないにしてもボケが進んでいる人を対象にして調査すると、そういうデータが出てくるのです。

高齢になれば横になっている時間が長くなるのは、体を動かすのが億劫《おっくう》になってくるからという面もあります。また、認知症が進むとだんだん体を動かすこともできなくなってくるので、結果的に睡眠時間が長くなるとも言えます。

ですから、結果論として認知症の人は睡眠時間が長いという話になるのでしょう。

実際、五十代の人の睡眠時間を調べて、八時間寝る人と十時間寝る人を比較したというデータなどはないと思います。

よく高齢になれば、朝早く目が覚めてしまうので早起きになるということが言われますが、それも人それぞれで一概には言えません。

もし、年をとって早起きになったというのならば、血圧が高くなったせいかもしれません。低血圧の人は、朝弱いのです。

定年退職をすれば、朝早く出勤する必要もなくなります。朝から何かすることがあれば別でしょうが、あまりすることがないとなれば、朝早く起きる必要がないので、結果的に横になっている時間が長くなるということになるのでしょう。

一般には、睡眠時間は七、八時間が平均でしょう。とはいえ、必要な睡眠時間は人それぞれで、個人差が大きいものです。五～六時間で大丈夫という人と、絶対に八時間寝ないと調子が悪いという人がいます。睡眠時間は命にかかわる問題ではありません。

なかには、年をとっても夜型で夜中の三～四時頃に寝て十～十二時頃に起きるという人もいます。それで健康であるなら、その人の生活スタイルに合っているのでしょう。ただし、昼夜逆転の生活をしていると、事故も起こしやすいし、免疫力が落ちて病気になりやすいとも言われます。朝きちんと起きて、夜は早めに休む生活がいいのです。

寝酒を飲む方がいますが、アルコールをとって寝ると睡眠が浅くなります。晩酌程度はいいでしょうが、飲み過ぎは体に悪いのはもちろん、睡眠の質も落とします。

運動不足と飲み過ぎの危険性

それまで毎日通勤していた人が定年になったら、どうしても外に出る機会が少なくなります。当然歩くことも少なくなるので、できれば毎日散歩をしたほうがいいのです。働いているときの倍程度歩くことを心がけないと、運動不足になります。

基本は下半身ですから、運動といったら、まずは歩くことです。つとめて体を動かすようにしないと、体だけでなく脳の働きにも悪影響を及ぼします。アルツハイマー型ではなくても、脳血管性の認知症になる危険性は高くなります。歩くことがいかにいいかについては、第6章で詳しくお話しします。

体を動かさないと、血流も悪くなり、血管障害も起こしやすくなります。脳梗塞や脳出血などの脳卒中になりやすくなるだけでなく、全身の動脈硬化を進めます。

血管障害を防ぐのにまず気をつけたいのは、お酒の飲み過ぎ、喫煙の習慣です。

お酒については、最近では、日本酒一合、ビール大瓶一本程度であれば、毎日飲んでも大丈夫で、健康にもいいとも言われます。厚生労働省の調査では、一日平均日本酒一合未満、あるいはビールであれば大瓶一本未満のアルコールを毎日飲み続けている人と、月に数回程度飲む人は、脳梗塞と脳出血をあわせた脳卒中の発症率は変わりません。

脳梗塞については、毎日適量飲む人のほうが、月に何回か飲む人よりも、発症率が四割少なくなります。ただし、脳出血については、時々飲む人の一・八三倍です。つまり、脳梗塞の発症率は少なくなるのですが、脳出血の発症率は高くなるということです。

がんなども含む全死亡率と飲酒の関係については、お酒を飲む習慣がある人でも、一日平均一合未満の人の死亡率が最低でした。適度なアルコールによって、うまくストレスを解消しているからかもしれません。

ただし、飲み過ぎは脳卒中の危険性を高めることはいうまでもありません。一日三合以上飲む人は、全脳卒中の発症率が時々飲む人の一・六四倍になります。飲み過ぎれば、当然、脳血管性認知症になる危険性も高くなるわけです。

お酒については、アルコールの代謝能力に個人差があります。ほんのわずかなお酒でも酔ってしまう人もいれば、かなり飲んでもほとんど酔わない人もいます。お酒に強い人も弱い人もいるので、どの程度が適量かは難しいところです。

一般的には、適量とは、日本酒なら一合程度、ビールならば中ビン一本程度と言われます。アルコール健康医学協会では、適量であって、毎日ではなく週に二日はお酒を飲まない休肝日をつくることを勧めています。少量であっても、毎日飲み続けていると、飲まずにいられないという依存症になってしまうからです。

適量ならば毎日飲んでも大丈夫だと都合のいい情報だけを受け取っていると、つい適量を過ごしてしまうこともあるでしょう。一合程度であっても、週に一日以上、できれば二日は休肝日をとったほうが安全だと言えそうです。

脳血管障害を避けることは、すなわち認知症の危険性も避けることになりますから。

タバコは血流を悪くして認知症の危険を高める

タバコを吸う人は、吸うと頭がはっきりするとか、一時期、タバコを吸っている人のほうが認知症になりにくいという説もありました。

それは、タバコのニコチンがアセチルコリン受容体に結びつき、一時的にアセチルコリン神経に作用するからです。つまり、ニコチンがアセチルコリンの代わりをするわけです。

それではタバコがいいのかといえば、タバコを吸っている人には残念なことかもしれませんが、そうではありません。

日常的にタバコを吸っていると、アセチルコリンの分泌が悪くなってしまいます。

また、ニコチンはドーパミン神経にも働きかけてドーパミンを分泌させるので、タバコを吸うと快感があり、依存症になって、やめられなくなってしまいます。

さらに、ニコチンは血管を収縮させ血流を悪くさせます。酸素の欠乏を招き、血管が詰まりやすくなります。ことに末端の血管の血流は悪くなります。また、当然のことながら、脳梗塞、心筋梗塞などの危険性も高めますし、歯槽膿漏《しそうのうろう》も促進します。結果的にはタバコを吸う人のほうが認知症になりやすいのです。

もっとも注意しなくてはいけないのは血管障害

何度かお話ししてきたように、年齢とともに忘れっぽくなったり、覚えるのができなくなるのは、ある程度仕方がないことです。高齢になっても、記憶力がすごいという人もいます。そういう人は遺伝的な要素もありますし、よほど日頃から体はもちろんですが、頭を使う生活をしているのです。ごく平凡な生活をしているのであれば、少しずつ衰えていきます。

ただし、認知症になってしまったら生活に支障をきたすようになってしまいます。

ですから、体が動くというのも大切なことですが、できれば死ぬまで、脳のほうも生活に差し障《さわ》るほど衰えたくないものです。

そのためには、認知症になる危険性をできるだけ少なくするしかありません。

すでにお話ししたように、アルツハイマー型認知症については、遺伝が大きな要素で、アミロイド・ベータがたまることによってできることはわかっていますが、なぜ、たまるのかということはわかっていません。ただし、血流が悪いことがふやす要因になるので、脳血管性認知症とアルツハイマー型認知症は多少関連があるとも言えます。

遺伝的な要素があっても、アルツハイマー型認知症にならない人もいるのですから、その秘密は生活習慣にあると想像できます。脳血管性認知症の場合には、さらに生活習慣が大きくかかわっています。

そうとらえると、血管を健康に保つ生活をすることによって、認知症はある程度予防できます。

高齢になるほど、さきほどお話ししたようにラクナ梗塞のように、知らず知らずのうちに脳の中の細い血管がつまって小さな梗塞を起こしていきます。それでも普通に生活できるのは、バイパスができて別の流れをつくっているからです。しかし、梗塞が多くなれば、脳細胞はどんどん死んでいきます。脳卒中を起こす危険が大きくなるだけでなく、認知症にもなりかねません。

ですから、バランスのいい食事、運動を心がける、お酒を飲み過ぎない、タバコを吸わないなど、日頃の生活に気をつけなければならないのです。逆に言えば、バランスの悪い食事、まったく運動をしない、お酒を飲み過ぎていたり、タバコを吸っている生活は、それだけ認知症にもなりやすいということが言えるのです。

第3章

薬や治療で、認知症は
どこまで遅らせることができるか

認知症になる前に科学的にわかる方法はあるのか

認知症になる前に、その人の態度の変化でよくわからないのであれば、何か科学的に判別できるものがあればいいわけです。

さきほど、お話ししたように、脳の血流をＳＰＥＣＴ（シングル・フォト・エミッションＣＴ）で検査するというのも一つの方法ですが、決定的なものではありません。

たとえば、血液を採取して調べて、ただちに判別できるのならば、簡単ですね。そのように判別できるものは「バイオマーカー」と呼ばれます。いま、それがないかと世界中の研究者がこぞって探しているのです。

たとえば、発症する一～二年前に、血液中の成分の何かが上がる、あるいは下がるということがわかって、その時点で薬を飲ませれば、認知症にならずにすむ、あるいはなっていたとしても、その進行をずっと遅らせることができるというようなものが、見つかればいいのです。

しかし残念ながら、現在のところ、まだ見つかっていません。

いまのところ、すでにお話ししたように、アミロイド・ベータが蓄積されているのかどうかを調べるか、「神経原線維変化《しんけいげんせんいへんか》」を調べるためにタウ蛋白の値を調べるしかないのです。

それは脳の中で起こるわけですが、それに伴って血液中に変化が起こらないかと調べたところ、アルツハイマー型認知症の人は、アミロイド・ベータが減ることがわかってきました。そして、タウは増えるのです。

つまり、脳内ではアミロイド・ベータもタウも増えるのですが、血液中ではタウは脳内同様に増え、逆にアミロイド・ベータは減るという現象が起こるのです。

それが直近のわかってきたことです。

血液よりも脳脊髄液《のうせきずいえき》のほうが、アミロイド・ベータの変化が正確にわかりますが、脳脊髄液を採取するのは、かなり痛いのです。

ただし、それも微妙な変化であって、もっとはっきりとわかるバイオマーカーが見つからないかと、研究をしているというのが現状です。

アミロイド・ベータの値が微妙に増えるのを見逃さないためには、血液中のアミロイド・ベータを定期的に検査しなくてはなりません。また、そんな検査は町の病院では行っていないので、アルツハイマー型認知症を研究している病院に行かなければなりません。

普通は、ある程度認知症が進んで、家族が「おかしい」と気づいてから病院に行くことになりますから、すでに見つかったとしても、もうかなり進んでいるでしょう。遅いほど治療効果が少ないので、それほど一般的な検査とは言えません。

アミロイド・ペットで検査するのが、現時点ではもっとも正確にわかる方法です。しかし、保険が効かないので、十万～二十万円と医療機関によって違いますが、高額なお金がかかります。

アミロイド・ベータがたまってきたことがわかっても、現実的には、まだ正常な状態であれば、薬を飲みはじめたとしても効果が出ているのかどうかもわかりません。そのたまり方や薬の効果を継続的に調べるためには、何カ月かごとの定期的な検査が必要になります。効果がわからないようなことに大金をかける意味があるかどうか疑問です。いまのところ、アミロイド・ペットで検査し続けるというのは、現実的ではありません。

そういう意味でも、血液検査で簡単にわかるようになり、たとえば六十五歳あるいは七十歳以上の方の毎年の地方公共団体で行われている健康診断で検査を行うようにすれば、認知症になっても早めに発見できるようになります。そこで早めに薬を使いはじめれば、数年単位で進行を遅らせることができます。

ただし、認知症でもアルツハイマー型認知症以外に、脳血管性認知症もあれば、レビー小体型（第4章で説明します）などもあります。脳血管性認知症の場合には、アミロイド・ベータが増えるということは、ほとんど関係ありません。

アルツハイマー型認知症の薬にはどのようなものがあるか

みなさんの関心は、認知症になりそうだとわかるのかどうか、そしてわかったときには、それを防ぐことができるのかどうかでしょう。認知症の兆候が見えはじめたときに、できるだけ早く薬を使えば、数年単位で遅らせることができます。

しかし、いまアルツハイマー型認知症の薬は何種類かありますから、人によって、どの薬が効果があるかは、実際にある程度の期間使って、比較してみなければわかりません。

何度かお話ししているように、病状が進んでからでは、効果はほとんどないので、兆候が出はじめたら、なるべく早く使うことです。

残念ながら、いまの薬は、進行をある程度遅らせる効果があるとはいうものの、根本的に治すものはありません。ですから、どのような人がアルツハイマー型認知症になりやすいかがわかる、手軽なバイオマーカーの開発に世界中の研究者が取り組んでいるわけです。

いま使われている、アルツハイマー型認知症に効果がある薬を紹介しておきましょう。

日本で使われている薬としては、「ドネペジル」（成分名、製品名は「アリセプト」ですが、特許が切れて、インドのジェネリック製剤に「ドペジル」「ドネセプト」などがあります。

本書では「アリセプト」が一般的なので、それを使います）が主です。そのほかに最近認可された「リバスチグミン」（製品名「エクセロンパッチ」）、「ガランタミン」（製品名「レミニール」）、「メマンチン」（製品名「メマリー」）などがあります。メマンチンは中等度・重度のアルツハイマー型認知症の治療薬として承認された薬です。

アリセプトは、脳内のアセチルコリンの分解を抑制する薬です。

アセチルコリンとは神経伝達物質の一種で、注意、思考、学習などに関連します。アルツハイマー型認知症では、アセチルコリンが減少しているのです。アリセプトは、アセチルコリンの分解を抑制して、アセチルコリンを減らさないようにするのです。

アリセプトは、脳内でアセチルコリンを分解する「アセチルコリンエステラーゼ」というタンパク質の機能を抑制することで、結果的にアセチルコリンの量を増やします。

リバスチグミンやガランタミンも、アリセプトと同じように、脳内のアセチルコリンを増やす作用があります。

ただし、同じようにアセチルコリンに作用するのですが、それぞれに少し作用が違います。

脳の中でアセチルコリンを分解するのは、アセチルコリンエステラーゼという酵素とブチルコリンエステラーゼという酵素の二種類があります。アリセプトは、アセチルコリンエステラーゼを阻害するのですが、リバスチグミンは両方を阻害します。リバスチグミンは日本ではパッチ薬（貼《は》り薬）として認可されています。

ガランタミンも、アセチルコリンエステラーゼを阻害する点では、アリセプトと同じですが、もう一つ別の作用があります。それは、アセチルコリンを結合する受容体の機能を変える働きもあるのです。

いずれにしろ、アセチルコリンに働きかけるアリセプト、リバスチグミン、ガランタミンに対して、メマンチンは、グルタミン酸に作用します。グルタミン酸は人間の記憶に関与していると言われます。アルツハイマー型認知症の患者の脳内ではグルタミン酸が過剰で、情報伝達がうまく行われなくなったり、神経細胞が死んでいくのではないかと考えられているからです。

メマンチンはグルタミン酸を受け取るほうの受容体に蓋《ふた》をし、グルタミン酸受容体の機能を抑制してシグナル伝達が行われないようにするのです。メマンチンは、アリセプトなど他の薬とは作用が違うので、アリセプトと併用することで、効果が上がるとされています。

症状によって使う薬が違う

ここで、アセチルコリンとグルタミン酸について、少し説明しておきましょう。

脳の中の海馬《かいば》には、アセチルコリンを分泌する神経とグルタミン酸を出す神経の二種類があります。

最初は、アルツハイマー型認知症では、短期記憶がどんどん落ちるので、アセチルコリンが出る神経がだめになると考えたわけです。それに対して、グルタミン酸の神経が阻害されても、記憶力が悪くなるということがわかったのです。その場合には、グルタミン酸が出過ぎて、脳細胞が死んでいくのです。グルタミン酸は適度に出ないといけないのです。

グルタミン酸の出過ぎによる細胞死を防ぐのが、メマンチンという薬です。

ここで一言付け加えておけば、何度もお話ししているように、アリセプトを使うことで、進行を多少は遅らせることはできますが、最終的には進行を止めることはできません。また、アリセプトは、アルツハイマー型認知症に適応されるもので、脳血管型認知症には効果がないとされています。ただし、脳血管型認知症にも効果があるという説もあります。

実際にどの薬を使うかとなると、似たような作用がある薬を二種類同時には使えません。つまり、アリセプトと同時にリバスチグミンやガランタミンを使うことはできません。アリセプトの効果が見られないときには、それをやめてリバスチグミンやガランタミンに代えるのです。

ただし、重症のときには、それらの薬と作用が違うメマンチンとは併用することはできます。

また、あとで詳しくお話ししますが、レビー小体型認知症の場合は、パーキンソン病のように、体のこわばりや幻聴が出ますが、リバスチグミンがよく効くと言われています。

同じアルツハイマー型認知症でも、記憶力が悪くなる、日常の動作がおかしくなる、性格が変わるなど、際立った症状は人それぞれです。

アセチルコリンに作用する薬でも、薬によって日常動作に効果がある、あるいは記憶力に効くというように違うので、実際には症状によって服用してためしてみないとわからないのです。

薬の効果で認知症の進行を数年遅らせることができる

アルツハイマー型認知症の治療には、現在のところ、アリセプトなどの薬をどう使うかということになります。

普通は認知症と診断されたら、もはやアミロイド・ペットなどで検査することはありません。ただし、脳血管性認知症の疑いが強く、脳梗塞などを起こしているのではないかと疑われる場合は、ＣＴやＭＲＩ検査を行います。

何度かお話ししたように脳血管性認知症の場合には、認知症の症状が急激に起こることがあります。そんなときには、脳梗塞や脳出血などの脳卒中が疑われます。早期に発見できれば、脳卒中の治療によって、症状は改善されます。

病院に行く場合は、いまは「もの忘れ外来」という診療科があるところも多くなっていますが、それがない場合には「神経内科」や「精神科」を受診することになります。

アルツハイマー型認知症には、一般的には、まずアリセプトが処方されます。それにメマンチンを合わせて使うかどうか。それは医者次第で、医者の技術が問われるところです。ですから、いろいろと調べて、評判のいいお医者さんがいる病院に行くことです。

脳血管性認知症でも、高齢になるとアルツハイマー型認知症と併発していることが多くなり、アルツハイマー型認知症の四〇％で脳血管障害が見られ、逆に脳血管性認知症の四〇％でアルツハイマー型認知症の病変が見られるとも言われるくらいです。脳血管性認知症でも、アルツハイマー型認知症と合併していると診断されれば、アリセプトを使うことができます。

アリセプトの適応は、アルツハイマー型認知症であることが前提ですが、実際に認知症全般にアリセプトが使われるのは、こうした事情があるからでしょう。

また、アセチルコリンの働きと、脳の血管障害とは別ですが、アセチルコリンの働きがよくなれば、改善されることもあるという報告もあります。

一般的には、軽い認知症であればアリセプトで、重くなるとメマンチンが使われます。

ですから、最初に死ぬのは、アセチルコリンの神経で、そのあとでグルタミン酸の神経が死ぬと考えられます。軽い症状のときにはアリセプトだけでいいのですが、だんだん重くなったら併用するか、メマンチンに代えるということになります。

いまの段階では、薬を使用しても、数年認知症の進行を遅らせることができるかどうかです。それでも、認知症が重症になってしまい、まったくわけがわからなくなる、動けなくなる状態になるのを数年遅らせることができたら、本人にとっても周囲にとっても大きなことです。

抗炎症薬は認知症を予防する

認知症の薬として認められているもの以外にも、認知症に効果があるのではないかと言われている薬があります。

それは抗炎症薬《こうえんしょうやく》（すべてではありません）です。そうしたことがわかったのは、リウマチの人に認知症が少ないことからです。リウマチの人が長期に飲んでいる薬のせいではないかと推測され、それが痛みどめの抗炎症剤（非ステロイド性抗炎症薬）でした。

抗炎症薬に効果がある理由は、抗発熱作用、血液凝固作用、抗血液凝固作用があるからです。

リウマチの人に認知症が少ないというのは、抗炎症薬が炎症を抑えて痛みを止めるだけでなく、その抗血液凝固作用によって、血流障害に効果があったからではないかと考えられたわけです。

実際、アメリカでは、血管障害や認知症の予防のために、アスピリン（製品名。成分名はアセチルサリチル酸）を飲み続けている人が多いのです。鎮痛・解熱には三百ミリグラム必要ですが、抗血液凝固作用のためには八十ミリグラム程度が適当なのです。また、抗炎症薬は、胃腸などへ副作用を起こしますが、その程度の量であれば毎日飲んでも副作用は少ないと言われます。

認知症への効果の検査はありませんが、アメリカでは、五十代以上でアスピリンを何年も飲み続けている人は、心筋梗塞になる割合が減っているとの結果が出ています。たしかに、血流をよく保てば、脳血管性認知症を防ぐ効果があります。

現在は、日本でも、狭心症や心筋梗塞、脳卒中などの治療に、血液が固まるのを防ぐ薬（製品名バイアスピリン、バファリン81㎎など）として使われています。年をとると、血圧が高くなり、それらの病気にかかりやすくなるので、予防として処方されることも多いのです。

それを飲んでいることで、知らないうちに認知症の予防になっていることもあります。

いま、市販のカゼ薬や解熱鎮痛薬の多くに、胃腸などへの副作用が少ないアセトアミノフェンというものが配合されています。このアセトアミノフェンは解熱・鎮痛作用はありますが、アスピリンなど非ステロイド性抗炎症薬のような抗炎症作用はありません。

ですから、心筋梗塞などを防ぎたいと、アスピリンのような非ステロイド性抗炎症薬を自分で飲もうというのであれば、注意してください。健康のために飲むのであれば、バイアスピリン（一錠中１００mg）を一錠でいいのです。これ以上、量を取り過ぎてはいけません。

抗炎症薬で老人斑もたまりにくくなる？

アスピリンなどの非ステロイド性抗炎症薬が脳梗塞を防ぐのは、血液凝固作用を抑えているからだけでなく、別のところに効いているからではないかという説もあります。

それは、アスピリンを長年飲んでいる人は、アミロイド・ベータ（老人斑）がたまりにくいという調査結果があるからです。

となると、アルツハイマー型認知症の原因は脳の炎症ではないかと考えることもできます。

体内に異常が起こると、免疫系が働き、まず白血球の一種のマクロファージ（白血球の五％を占める「単球」）が集まります。マクロファージは、侵入した異物や死んだ細胞や体内に生じた異常物質などをとらえて取り込んで処理する役割を果たしています。その過程で炎症が生じるのです。

アルツハイマー型認知症では、アミロイド・ベータがたまるわけですが、体内では、それを何とか処理しようとします。ところが、ミクログリア（脳のマクロファージ）が暴走してしまい、炎症を起こし続けることで脳の神経細胞が死んでいき、症状を引き起こすと考えられています。

抗炎症薬を飲んでいれば、アルツハイマー型認知症になる危険性が低くなると考えられるのは、脳内の炎症も治まって、アミロイド・ベータ（老人斑）がたまりにくくなり、ミクログリアが集まってこなくなるのではないか。それが、血液凝固を抑えて脳血管性認知症に効果があるだけでなく、アルツハイマー型認知症にも効果をもたらす理由ではないかと予測できるわけです。

つまり、適量の非ステロイド性抗炎症薬を飲み続けると、脳血管型認知症だけでなくアルツハイマー型認知症になる危険性も低くするのではないかと推測されます。

現在のところ、認知症を予防するのに、有効な方法と言えそうです。ただし、できてしまった老人斑は取り除くことができませんから、治療ではなく、あくまでも予防になるかもしれないということです。

根本的な治療薬はワクチン

いまのところ、認知症の治療薬として使われているアリセプトなどの薬は、なるべく早くから使いはじめることで、多少進行を遅らせることができる程度の効果しかありません。

また、認知症になる前に、適量のアスピリンなどの非ステロイド性抗炎症薬を飲み続けることに効果があるかもしれないというのは、お話ししたとおりです。

課題は、なってしまった認知症を根本的に治すことができないか、ということです。治療薬として考えられるのは、脳内にできたアミロイド・ベータを減らすものです。

これまでの研究では、ワクチンがもっとも有効だろうと考えられています。ワクチンとは、その原因物質を人工的に体内に入れて、その原因物質に対する抗体をつくり、予防したり治したりするものです。つまり、その異物に対して免疫が活性化して抗体をつくるわけです。アルツハイマー型認知症には、アミロイド・ベータを入れることで、脳内のアミロイド・ベータの沈着を防げば、治療できるのではないかというわけです。

ただし、ワクチンの開発は、人間に実用化されるまでにはまだまだ困難が予測されます。

あるアイルランドの会社で、すでに認知症の症状が現れている人たちに注射するという治験《ちけん》が行われたことがあります。しかし、三百人のうち十八人に髄膜脳炎《ずいまくのうえん》の症状が出て治験は中止になりました。たまたま死亡した人の脳を解剖したところ、アミロイド・ベータが消えていたのです。抗体ができたのは五十九人でした。しかし、その人の認知症の症状は治っていませんでした。

こうした結果から、すでに認知症の症状が現れてしまってからでは、改善することができないのではないかとも言われました。

それならば、アミロイド・ベータがたまっていても、まだ症状が出ていない人に、ワクチンを投与すれば効果が上がるのではないか、などとも考えられています。

もし、そうであればアミロイド・ペットで、脳内のアミロイド・ベータの状態がわかるのですから、症状が出ていない人で、アミロイド・ベータがたまっている人にワクチン治験をすれば、認知症にならないですむのではないかとも期待されているのです。

私たちの研究室でも、アミロイド・ベータを取り除く方法がないかという研究を進めています。ワクチンといっても、注射などで投与するのではなく食べるワクチンです。そのほうが髄膜炎などを起こす危険性が少ないと考えられるからです。

いま、私たちはアミロイド・ベータ入りの米をつくっています。ネズミによる動物段階ではアミロイド・ベータができるのを防ぐことに成功しています。ただし、できたものを減らせるかどうかは、よくわかりません。ネズミの寿命は短いので、実験室では、一年程度生かすのが精一杯だからです。

もし、人間でも副作用がなく、効果があるのなら、子どものころからアミロイド・ベータ入りのお米を食べてアミロイド・ベータができるのを防げば、将来、認知症（少なくともアルツハイマー型には）にならないということになります。できてしまったアミロイド・ベータを取り除けないとしたら、すでに認知症になってしまった高齢者の方には効果はないのですが、なる危険を大きく低下させるだけでも将来に希望が持てると思います。

再生医療に期待が持てるか

アルツハイマー型認知症の原因としては、すでにお話ししたように、遺伝子が原因の一つであることはわかっています。しかし現時点では、アミロイド・ベータがなぜできてしまうのかは、はっきりとはわかっていません。

一般的には、アミロイド・ベータが海馬《かいば》の近くからできてきて、だんだん脳内全体に広がっていくと言われています。しかし、アルツハイマー型認知症の人のアミロイド・ペットを見ても、人によってできている場所はまったく違います。そして、脳神経がどんどん死んでいくのです。

最近の研究では、海馬の神経が増えることもあるとも言われますが、それでも一万個のうちの二、三個というレベルで、現段階では、それほど期待はできません。やはり、死ぬのを防ぐしかないのです。

山中伸弥《しんや》京大教授がノーベル賞をとったこともあり、最近話題になっているのがiPS細胞（人工多能性幹細胞《じんこうたのうせいかんさいぼう》）です。iPS細胞は、簡単に言えば体の組織や臓器に成長する元になる幹細胞と言われる細胞の一種で、人工的につくられたものです。iPS細胞はいろいろな細胞をつくることができるので、いずれ脳の神経細胞もつくることができれば、アルツハイマー型認知症の治療に使えるのではないかとも期待されています。

ちょっと専門的で難しいかもしれませんが、少し幹細胞のことを説明しておきましょう。幹細胞の特徴は「他の種類の細胞を生み出すことができる」ことです。幹細胞は、他の細胞を生み出すときに、二つの細胞に分裂します。分裂した細胞のうち一方は幹細胞に、もう一方は他の細胞に変化します。つまり、幹細胞は分裂して、「幹細胞自身」と「他の細胞に変化する細胞」を同時につくるのです。

幹細胞以外の他の細胞は、皮膚細胞なら皮膚細胞しかつくれないというように、ひとつの機能しかもっていません。しかし、皮膚幹細胞は幹細胞と皮膚細胞を同時につくるというわけです。

もともと体に存在する幹細胞は、「体性《たいせい》幹細胞《かんさいぼう》（成体幹細胞）」です。体性幹細胞は体の中の決まった場所に存在しています。体性幹細胞は、その種類によって限られた種類の細胞をつくっています。神経幹細胞、造血幹細胞、肝臓幹細胞、心臓幹細胞、皮膚幹細胞など、それぞれの臓器が異なった幹細胞を持っているのです。

それとは別に、胎児の血液に含まれている幹細胞は、出産後の胎児のへその緒から取り出すことができます。それが「さい帯血《たいけつ》幹細胞」です。これは、すでに白血病などの造血幹細胞移植など、治療に活用されています。また、「東京都赤十字血液センターさい帯血バンク」などの公的なバンクもあります。

そして、人工的につくられる幹細胞として代表的なのが、ｉＰＳ細胞（人工多能性幹細胞）とＥＳ細胞（胚性幹細胞《はいせいかんさいぼう》）です。

いま説明したように、体性幹細胞は、たとえば肝臓幹細胞であれば、肝臓の細胞と幹細胞にしかつくれないのに対して、ｉＰＳ細胞やＥＳ細胞は、どんな細胞でもつくることができます。この働きのことを「多能性」といいます。

ＥＳ細胞は、受精卵が分裂して胎児になるまでの段階、それを胚といいますが、この胚の細胞を取り出して培養したものです。それに対して、ｉＰＳ細胞は体の細胞（おもに皮膚の細胞）からつくります。

共通するのは、どちらも体の中のどんな細胞にもなることができるということです。つまり、ｉＰＳ細胞やＥＳ細胞は、血液でも骨、臓器、皮膚、脳などいろいろな細胞をつくることができるということになります。

ただし、ＥＳ細胞には胚から取り出すということで倫理問題がかかわります。それに対して、ｉＰＳ細胞のほうは、こうした倫理問題がありません。そのうえ、患者さん自身の細胞からもつくることができるので、拒絶反応が起こりにくいだろうと考えられています。

こうした医療は、病気やケガなどで失った臓器や組織を再びつくるということで、再生医療と呼ばれます。まさにそれができるようになったら、素晴らしいことです。しかし、ｉＰＳ細胞やＥＳ細胞は、細胞ががん化しやすいという大きな欠点があります。

また、ｉＰＳ細胞の場合、本人の皮膚細胞からつくるので、たしかに拒絶反応は起きにくいとしても、病気の人の細胞から採取するので、問題が生じる危険性が高いのです。

たとえば筋ジストロフィーの人の治療のために、その人から採った細胞を採取しても、その細胞も筋ジストロフィーの責任遺伝子を持っているわけです。ですから、その細胞を筋肉にしても、筋ジストロフィーは治りません。治すためには、必ずそこに正常な遺伝子を入れなければなりません。

そうなると、遺伝子治療になってしまいます。そこに倫理的な問題が絡んできます。ですから、現段階では、病気の人のｉＰＳ細胞を、他の人の正常な遺伝子を入れて正常にしてから戻してやることは、現実的にはかなり困難がともなうと予想されます。

さらに言えば、皮膚から採ったｉＰＳ細胞を、筋肉にしないといけないのですが、それが難しいのです。百個のうち九十九個が筋肉になっても、一個変なものがまじってしまったら、体内に戻すとがんになってしまうのです。それがさきほど述べたようにがん化する危険性が高いということです。つまり、一〇〇％筋肉にするという保証がないと、ｉＰＳ細胞は使えないことになります。

ｉＰＳ細胞を使えば、理論的には、皮膚から採取した細胞を神経細胞にして脳へ入れてやれば、神経細胞が増えるのではないかと期待されます。しかし、脳の神経細胞にすることは他の細胞をつくるよりも難しいのです。他の細胞であっても、いまのところ現実にはかなり難しいのですから、脳細胞となると、実現性はますます薄いということになります。

第4章

病気によって症状はどう違うのか

脳血管性認知症は悪くなるのが速い

一般には脳梗塞など血管系の病気がないにもかかわらず認知症になるのがアルツハイマー型で、脳梗塞、脳出血などの脳卒中の後遺症がある場合には脳血管性ということは、お話ししたとおりです。

脳血管性認知症とアルツハイマー型認知症との症状として大きな違いは、脳血管性認知症は急に悪くなったりすることがあるのに対して、アルツハイマー型認知症は時間をかけてゆっくりと病状が進むことです。

急に怒りっぽくなるなど性格が変わった、急にもの忘れが激しくなった、しゃべり方がおかしくなった、手の震えが出てきたなどといったことがあったら、脳血管性認知症が疑われます。本人が嫌がっても、家族の方が病院に連れて行くことです。

そうした症状を見れば、医者はすぐに脳のＣＴなどを撮るはずです。そこで脳血管の異常が見つかれば、早いうちから薬を飲むなど治療することができます。早期に治療して血管の流れがよくなれば回復の見込みも大きいものです。

ところが、本人も病院に行きたがらないし、家族も「この程度ならば、年のせいだろう」などと放っておくと、手遅れになってしまいます。写真を見れば、小さな血管の梗塞があちこちで起こっているということもわかります。それを放っておくと、脳梗塞や脳出血で倒れて体が元のように動かせなくなるだけでなく、認知症も進んでしまいます。

お話ししたように、アルツハイマー型認知症は徐々に進行するのですが、それを回復するのはいまのところ無理で、進行を数年遅らせることができるだけです。

脳血管性認知症の場合には、初期であれば、血栓《けっせん》を溶かして血流をよくする薬を飲むことで回復することが多いのです。また、アリセプトを併用することで、効果が大きいという報告も多く出ているので、脳血管性認知症にアリセプトが認可されている国もあります。日本では認可されていませんが、すでにお話ししたように併合型と診断されていれば使えます。

しかし、そのように脳血管性認知症かアルツハイマー型認知症かを判別できなくなってしまったら、認知症がかなり進んでしまっているかもしれません。

進行してしまえば、アルツハイマー型か脳血管性なのかどうかを判別するのは、実際に解剖してみないとわからないのです。解剖してみて、老人斑（アミロイド・ベータ）ができているか、神経原線維変化が起こっていれば、アルツハイマー型ということになるわけです。一般には、脳のＣＴやＭＲＩを撮ってみて、脳卒中のあとがなければ、アルツハイマー型認知症と診断されます。

パーキンソン病は十年たつと認知症を発症する可能性が高い

進行すると、認知症を合併する危険性が高いのがパーキンソン病です。

パーキンソン病は、日本では人口千人当たり約一人、全国では十万人以上（厚生労働省の二〇〇八年患者調査によると、パーキンソン病患者は約十三万九千人）の患者がいると言われます。

パーキンソン病の特徴は、手足の震え、手足のこわばり、動作が緩慢になる、歩くと転びやすくなるということです。

まず歩き方がギクシャクします。ついで、歩いていて止まろうとしても、止まることができなくなり転びやすくなります。さらに進行すると、手が震えてものをつかむのが難しくなる。しゃべりにくくなり、だんだん表情がなくなっていきます。精神的には気持ちの落ち込み、意欲の低下などが見られます。

パーキンソン病の初期では、認知症のようにもの忘れが激しくなるなどといった知的機能が下がることはほとんどありません。

ただし、約三〇～四〇％の高確率で認知症を合併するという報告もあります。パーキンソン病患者が認知症を発症するリスクは健常者の約五～六倍、パーキンソン病を発病してから八～十年経過すると約七〇％が認知症を発症するとも言われています。

ですから、パーキンソン病は認知症と結びつく危険性の高い怖い病気です。

専門的になりますが、どういう仕組みでパーキンソン病になるのか、ちょっとお話ししておきましょう。

パーキンソン病は、脳の大脳基底核《きていかく》にある「黒質《こくしつ》」という部分のドーパミンが不足します。また、黒質から線条体《せんじょうたい》へ伸びている、ドーパミンを分泌するドーパミン神経も減ります。

黒質・線条体経路は運動に関係する部分です。ここのドーパミン不足のために、手足が震えたりこわばったり、歩くのが不自由になったりすると考えられています。また、ドーパミン神経が減りドーパミン量が減るので、意欲が低下します。

「レム睡眠行動障害」という病気があると、パーキンソン病になる確率が高いことがわかっています。

レム睡眠とは、体が眠っているのに、脳が活動している状態です。骨格筋は弛緩《しかん》しているのですが、まぶたを閉じていても眼球がきょろきょろと動いている「急速眼球運動」が起こっています。夢を見ていることが多い浅い眠りです。

それに対して、ノンレム睡眠は、急速眼球運動を伴わない、深い睡眠です。睡眠中は、入眠時はノンレム睡眠で、一～二時間でレム睡眠に移行します。ノンレム睡眠、レム睡眠をほぼ九十分～二時間で交互に繰り返し、一晩では四～五回繰り返します。

レム睡眠時は普通、体はほとんど動かないのですが、「レム睡眠行動障害」では、一晩に一回くらいの割合で、夢で見た情景を行動に移すように、手足をパタパタと動かすなどの行動障害が起こります。「レム睡眠行動障害」は、パーキンソン病の症状が出てくる前、だいたい五十歳を過ぎてから表れます。そして、この患者の三分の二はパーキンソン病になると言われます。

パーキンソン病は個人差がありますが、一般に十年近くかけてゆっくりと進行して、やがて寝たきりになります。

アルツハイマー型認知症同様に、進行を止めたり、根本的に治すという治療法は、いまのところありません。進行を遅らせる、症状を改善する薬物療法が主体です。その薬は脳内で不足するドーパミンを補充するというものです。この薬の量の調節はなかなか難しく、ドーパミン量が多くなると、幻覚・妄想が出てくることがあります。

付け加えておくと、パーキンソン病(原因不明)と同じ症状が表れるものも含めて「パーキンソン症候群」(パーキンソニズム)と言われます。つまり、パーキンソン病とパーキンソン病の症状を呈する病気の総称です。

パーキンソン病以外のパーキンソン症候群(パーキンソニズム)は、原因がある程度わかるものです。たとえば薬剤性パーキンソニズムを引き起こす薬としては、血圧を下げる薬（ラウオルフィア製剤など）や抗精神薬（フェノチアジン系、スルピリドなど）があります。それらの薬を長期に使い続けると、パーキンソン症候群になる危険性があるということです。

また、脳卒中の発作が原因で発病する脳血管障害が原因とされるパーキンソニズムがあります。あるいは、発作がなくても動脈硬化が進んで症状を呈する場合もあります。薬剤性パーキンソニズムの場合には、原因とみなされる薬剤をやめれば症状がよくなります。

レビー小体型認知症は幻視症状が特徴

パーキンソン病と同じような症状が出るのが、「レビー小体型認知症《しょうたいがたにんちしょう》」（以前は「びまん性レビー小体病」と呼ばれていました）です。

アルツハイマー型認知症や脳血管性認知症と同様に、もの忘れ、記憶障害などの認知障害だけでなく、進行すれば、パーキンソン病のような手足の震えなど運動障害も併発します。

アルツハイマー型認知症の場合には老人斑（アミロイド・ベータ）がたまりますが、パーキンソン病では「レビー小体」（αシヌクレインというタンパク質）と呼ばれるものがたまります。レビー小体が、アルツハイマー型認知症の場合の老人斑に相当します。

もともと脳内にレビー小体ができるものを、パーキンソン病と定義し、手足が震えたりする症状があるものをパーキンソン病と言っていたのです。

しかし、運動障害などのパーキンソン症状のない患者にもレビー小体ができることがわかってきたのです。そうした患者で認知症になる人が出てきて、その人の脳を見てみたら、レビー小体ができていたのです。そこでレビー小体型認知症という新たな概念ができたのです。

パーキンソン病の場合はレビー小体が中脳の黒質に出るのに対し、レビー小体型認知症の場合は、大脳皮質《だいのうひしつ》の広い範囲にできます。

レビー小体型認知症の場合には、手足の震えではなく、もの忘れなどからはじまりますが、さらに実際に聴こえていないものが聴こえるという幻聴《げんちょう》や実際にないものが見えるといった幻視《げんし》などの幻覚があるのが特徴です。日によっていいときと悪いときがありますが、進んでくると、パーキンソン病の症状が顕著になってきます。

つまり、パーキンソン病は先に手足の震えなどが出てきますが、レビー小体型認知症では、先にもの忘れや幻覚が起こるのです。もの忘れだけでなく、幻覚などの症状が伴っていれば、アルツハイマー型認知症ではなく、レビー小体型認知症を疑う必要があります。

レビー小体型認知症は、あまり一般的ではないかもしれませんが、アルツハイマー型認知症、脳血管性認知症についで多いものです。最近では、レビー小体型認知症のほうがむしろ脳血管型認知症よりも多いという説もあります。

進行してしまうと運動障害も起こるので、認知症を伴うパーキンソン病と区別はつきにくくなります。

レビー小体型認知症のもの忘れにも、アルツハイマー型認知症と同様にアセチルコリンの低下がかかわっています。ですから、初期の段階で、アリセプトなどの治療薬を服用すれば、効果があると言われます。もちろん、パーキンソン病の薬も処方されます。

レビー小体型認知症の場合には幻覚を伴うので、早い時期に病院に行く確率は高いと言えます。

いずれにしても、すでにお話ししたように、パーキンソン病も進むと認知症になる可能性が高いので、この辺は混乱しやすいところでしょう。また、実際進行してしまえば、パーキンソン病から認知症に進んだのか、レビー小体型認知症なのか、区別がつきづらいところです。

性格が変化して抑制がきかなくなる前頭側頭型認知症

ほかに認知症としては、「前頭側頭型認知症《ぜんとうそくとうがたにんちしょう》」（「前頭側頭葉変性症」。以前は「ピック病」と呼ばれていた）があります。国内の患者数は、約一万人と言われています。

典型的な症状は、性格が変化して抑制がきかなくなることです。他人の迷惑をかえりみない勝手な行動が多くなり、人から注意されても言うことを聞きません。

当然、家族、他人と衝突することも多くなります。ときには万引きをしたり、暴力をふるったりなどといった犯罪行為を平気でするようになります。

あるいは、同じ道しか通らない、同じものしか食べないなど、つねに同じ行動を繰り返すのも特徴です。身だしなみもだらしなくなります。

進行すると言葉の意味がわからなくなります。ご飯、味噌汁などの日常的な言葉さえも理解できなくなったりします。さらには、まったく話さず、動かなくなる、というようになります。

これらの症状はゆっくりと進行して、発症してから十年以上たつと、ついには寝たきり状態になります。

初期には、アルツハイマー型認知症のような忘れっぽくなるなどの記憶障害はあまり見られません。また症状が進んでも自分の行動などの記憶は保たれます。道がわからなくなるなどということもありません。

この患者は、ＣＴやＭＲＩ検査では、前頭葉や側頭葉前部の萎縮《いしゅく》が認められます。

前頭側頭型認知症の多くは六十五歳以下で発症します。

性格の変化が前面に出ていること、記憶障害が見られないこと、若い世代に起こることなど、初期の段階でも、アルツハイマー型認知症とは違うことがわかると思います。

最近、この前頭側頭型認知症には「TDP-43」というタンパク質の変異が関与していることがわかりました。つまり、アルツハイマー型認知症のアミロイド・ベータとはまったく違うものができるのです。

いずれ、それに効果がある薬が開発されるでしょうが、いまのところは、アルツハイマー型認知症に用いられる薬などが処方されています。

第5章

認知症にならないための食生活

どういう生活が認知症の危険性を高めるか

どういう生活をしたらアルツハイマー型認知症にならずにすむかということは、残念ながらわかっていません。

いまアルツハイマー型認知症になりやすいとわかっているのは、すでにお話ししたように、アポＥ４という遺伝子を持っている人がなりやすいということだけです。そうであっても、その遺伝子を持っている人が全員なるというわけではないので、はっきりとはわからないのです。

これまでのところ、認知症になってしまった人について、昔はどのような生活をしていたのかを調べて、こんな生活をしていたことが、認知症の要因になったのではないかと推測するという方法しかありません。それは現在からさかのぼって過去のことを調べる「レトロスペクティブ」（後ろ向き、回顧的《かいこてき》）に分析する方法です。

レトロスペクティブな分析方法では、本人たちに若いころの生活習慣を思い出してもらったりして分析するのですが、認知症になってしまった人たち本人から聞き取り調査をすることは難しいのは、おわかりでしょう。ですから、家族など周囲の方から「あの人は、昔はどのような生活をしていたのか」と聞くことになります。そこから、「こんな生活をしている人がボケやすいのではないか」と推測しているわけです。

しかし、過去のことなので情報が不正確になったりすることもあります。また、そういう生活をしていたからといって、認知症になる人もいれば、ならない人もいます。どういう生活をしていると認知症になってしまうか、その可能性を推測するしかないのです。

たとえば、認知症になった人が、一日二箱以上もタバコを吸うヘビースモーカーで、何十年間も吸い続けていたとしたら、タバコが認知症になった原因の一つと解釈することができます。しかし、同じようにタバコを吸う生活を続けてきても、認知症にならない人もいます。

すると、その二人が何によって、違いが出てきたのかはわかりません。同様にタバコを吸う生活をしていても、お酒はどうだったのか、食生活はどうだったか、習慣的に運動などをしていたのかどうかなどと、いろいろな要因を詳しく調べてみなければ、どういう違いがあったのかはわかりません。

ただし、こういう生活習慣の人は、認知症になりにくいだろうと予測することはできます。

アルツハイマー型認知症についで多い脳血管性認知症は、日常生活に気をつければ、かなり防ぐことはできます。また、生活習慣が、アルツハイマー型認知症にも大きな影響を及ぼしているのではないかという予測もできます。つまり、脳血管性認知症を防ぐような健康的な生活習慣が、すなわちアルツハイマー型認知症のリスクも減らすのではないかということになります。

脳血管性認知症になる危険因子を少なくする生活をすれば、認知症はある程度予防できると考えることもできます。ですから、ここではおもに脳血管性認知症を防ぐ生活習慣についてお話ししていくことにしましょう。もちろん、そういう生活習慣が体全体にいいことは言うまでもありません。

本章では、生活習慣の基本として、まず食生活から考えてみましょう。

バランスのとれた食事で生活習慣病の危険性を下げる

認知症だけでなく、体を健康に保つためにも食生活は大事です。

朝食を抜いたほうがいいとか、一日一食でいいといった健康法を提唱する方もいますが、私は基本的には三食きちんと食べることが健康にいいと考えています。

あまりにも常識的ですが、バランスのとれた食事をとることで認知症になる危険性を減らすことになります。個々の食べ物については、これからお話ししていくことにします。

いろいろな調査でも、バランスがいい食事が大切なことがわかっています。

ある調査（自治医科大学の植木彰教授による）では、アルツハイマー型認知症患者の食生活では、魚と緑黄色野菜の摂取量が少なかったと報告されています。

この調査は四十八人の患者と、その家族七十七人の食生活について調べたものですが、一千キロカロリー当たりの換算で家族が平均五十九・三グラムの魚を食べていたのに対し、患者は三十九・〇グラムしか食べていませんでした。緑黄色野菜の摂取量も、家族が六十九・九グラムだったのに対して、患者は四十五・九グラムでした。さらに、患者は肉の摂取量が魚の摂取量に比べて多いという傾向が出ていました。

つまり、患者は野菜、果物、魚などを、あまり摂っていなかったのです。

また、世界的にもいろいろな調査がありますが、一般には魚をよく摂取している人のほうが、認知症になる危険性が低くなっていると報告されています。また肉類については、摂り過ぎるのは悪いのですが、まったく食べないのもよくないようです。

食生活は、脳だけでなく体の健康すべてにかかわっています。ですから、偏食《へんしょく》は健康を損ないます。当然、頭にも影響するということです。

ハンバーガーやラーメン、牛丼などのファーストフードばかりでは、当然、栄養が偏《かたよ》ります。最近はコンビニ弁当もいろいろあって、なかには栄養バランスがいいという謳《うた》い文句の弁当などもあります。しかし、コンビニ弁当には揚げ物などが多いので、そうした食事ばかりしていると、栄養バランスが崩れます。

どうしても野菜不足になり、ビタミン、ミネラル、繊維分などが不足しがちです。

さらには、タンパク質として肉類に偏り、飽和脂肪酸《ほうわしぼうさん》を摂り過ぎます。肉類に含まれる飽和脂肪酸は血流を悪くし、動脈硬化、脳卒中など血管障害の原因になります。それは、コレステロール値を上げて血管に余分なコレステロールを付着させ、血管を硬く狭くして血流を悪くするからです。

すでにお話ししてきたように、脳卒中などの脳血管障害は認知症の要因となるので、当然のことながら、体だけでなく脳に悪いということになります。

同じタンパク質でも、魚に含まれる不飽和脂肪酸は血液が固まるのを防ぎ、コレステロールを下げる働きがあります。不飽和脂肪酸のＤＨＡ（ドコサヘキサエン酸）やＥＰＡ（エイコサペンタエン酸）は血液凝固を阻止する経路を働かせ、血液をさらさらにする作用があるからです。肉よりも魚を食べたほうがいいというのは、血管障害の危険性を少なくするからです。

とはいえ、肉類をまったく食べないほうがいいというのではありません。肉を食べないと、ビタミンB_{12}が不足することがあります。しかし脂肪分の多い肉を食べ過ぎると中性脂肪が多くなり、いわゆる「りんご型肥満」と言われる「内臓脂肪型肥満」になり、お腹の内臓のまわりに脂肪がたまり、動脈硬化の危険性が高くなります。

また、大豆タンパク質にも不飽和脂肪酸が多く含まれていて、血中コレステロールを低下させる作用があります。ですから、豆腐、納豆などがいいというわけです。

肉と魚だとしたら、魚を主にして肉もまじえるというのがいいのでしょう。高齢になると、自然に魚が主体になり、肉があまり食べられなくなる人が多いようです。脂肪の多い肉を消化・吸収するには、他のタンパク質や糖質の食べ物よりは、時間がかかります。つまり、それだけのエネルギーが必要になるのです。高齢でも肉好きで平気でもりもり食べる人もいますが、そういう人はもともとエネルギーのある元気な人なのでしょう。

野菜中心で、大豆など豆類、タンパク質としては魚中心で肉類を時に食べるという、一般に健康によしとされるバランスのとれた食事がいいのです。そうした食事で、高血圧、高脂血症《こうしけつしょう》、脳卒中、糖尿病《とうにょうびょう》などの生活習慣病の危険性を下げることができます。それが認知症になる危険を下げることにもなります。

ゆっくり噛んで食べる

バランスも大事ですが、昔から「腹八分目」が健康にいいと言われてきたように、食べ過ぎないことも大切です。動物実験でも、食事制限することで寿命が延びることが報告されています。

そのためには、ゆっくり食べてよく咀嚼《そしゃく》することです。早食いをすると、どうしても食べ過ぎてしまいます。

厚生労働省の「国民健康・栄養調査」（平成二十一年）が食べる速さを体型別に調査しています。

それによると、男性（二十歳以上）の場合、「食べるのが速い」と回答した人は、全体で五一・八％でした。肥満の人（BMI25以上）では、六三・九％、普通の体型の人（BMI18・5〜25以下）が四七・二％、痩《や》せ型の人（BMI18・5以下）が三五・〇％でした。

「食べる速さが普通」は、全体で三七・五％、肥満の人は三一・三％、普通の体型の人は四〇・一％、痩せ型の人が四三・一％でした。

女性の場合には、「食べるのが速い」と回答した人は、全体で三七・四％でした。肥満の人では、四六・五％、普通の体型の人が三六・一％、痩せ型の人が二八・五％でした。

「食べる速さが普通」は、全体で四九・一％、肥満の人は四一・九％、普通の体型の人は五〇・九％、痩せ型の人が五〇・九％でした。

一般に男性のほうが食べる速度が速いようです。しかも、肥満の人ほど食べるのが速いということがわかります。早食いは満腹を感じるまでに時間がかかるので、どうしても食べ過ぎる傾向があるのです。つまり、脳の満腹中枢《まんぷくちゅうすう》が充足するまで時間がかかるので、食べ過ぎてしまうのです。それに対して、よく咀嚼してゆっくりと食べれば、満腹中枢が適量で充足するのです。

食事は、よく噛《か》んで、ゆっくりと味わって食べるのが健康にもよいのです。

ひと口三十回意識的に噛む、野菜から食べはじめ、炭水化物を最後に食べるのがいいとも言われます。たしかに野菜から先に食べれば、食物繊維がお腹の中で膨らむので、食べ過ぎを防ぐことができます。

バランスのいい食事とは

どのようなものを食べればいいかということについては、いろいろな本が出ていますし、私は栄養学の専門でもないので、ここで詳しいことには触れませんが、厚生労働省などによる、「食生活の指針」を紹介しておきましょう。

二〇〇〇年に策定された「食生活の指針」（厚生労働省、農林水産省などによる）では、それまでの「一日三十品目を目標に」という指針がなくなりました。それは、実行が難しく食べ過ぎになってしまう例もあったからです。

新しい食生活指針は、ちょっと抽象的なところもありますが、次のようなことです。

1　食事を楽しみましょう。

・心とからだにおいしい食事を、味わって食べましょう。
・毎日の食事で、健康寿命をのばしましょう。
・家族の団らんや人との交流を大切に、また、食事づくりに参加しましょう。

2　一日の食事のリズムから、健やかな生活リズムを。
・朝食で、いきいきした一日を始めましょう。
・夜食や間食はとり過ぎないようにしましょう。
・飲酒はほどほどにしましょう。

3　主食、主菜、副菜を基本に、食事のバランスを。
・多様な食品を組み合わせましょう。
・調理方法が偏らないようにしましょう。
・手作りと外食や加工食品・調理食品を上手に組み合わせましょう。

4　ごはんなどの穀類をしっかりと。

- 穀類を毎食とって、糖質からのエネルギー摂取を適正に保ちましょう。
- 日本の気候・風土に適している米などの穀類を利用しましょう。

5　野菜・果物、牛乳・乳製品、豆類、魚なども組み合わせて。

- たっぷり野菜と毎日の果物で、ビタミン、ミネラル、食物繊維をとりましょう。
- 牛乳・乳製品、緑黄色野菜、豆類、小魚などでカルシウムを十分にとりましょう。

6　食塩や脂肪は控えめに。

- 塩辛い食品を控えめに、食塩は一日10g未満にしましょう。
- 脂肪のとり過ぎをやめ、動物、植物、魚由来の脂肪をバランスよくとりましょう。
- 栄養成分表示を見て、食品や外食を選ぶ習慣を身につけましょう。

7　適正体重を知り、日々の活動に見合った食事量を。

・太ってきたかなと感じたら、体重を量りましょう。
・普段から意識して身体を動かすようにしましょう。
・美しさは健康から。無理な減量はやめましょう。
・しっかり嚙んで、ゆっくり食べましょう。

8 食文化や地域の産物を活かし、ときには新しい料理も。

・地域の産物や旬の素材を使うとともに、行事食を取り入れながら、自然の恵みや四季の変化を楽しみましょう。
・食文化を大切にして、日々の食生活に活かしましょう。
・食材に関する知識や料理技術を身につけましょう。
・ときには新しい料理を作ってみましょう。

9 調理や保存を上手にして無駄や廃棄を少なく。

・買い過ぎ、作り過ぎに注意して、食べ残しのない適量を心がけましょう。

・賞味期限や消費期限を考えて利用しましょう。
・定期的に冷蔵庫の中身や家庭内の食材を点検し、献立を工夫して食べましょう。

10　自分の食生活を見直してみましょう。

・自分の健康目標をつくり、食生活を点検する習慣を持ちましょう。
・家族や仲間と、食生活を考えたり、話し合ったりしてみましょう。
・学校や家庭で食生活の正しい理解や望ましい習慣を身につけましょう。
・子どものころから、食生活を大切にしましょう。

まあ、当たり前といえば当たり前ですし、「食事を楽しみましょう」などはお節介かもしれません。

三大栄養素とはタンパク質、脂質、糖質（炭水化物）です。タンパク質は魚、肉、卵、大豆製品など、糖質は米、パン、麵《めん》などの穀類、そして脂質は肉、魚の脂肪分やバター、マーガリンなどで、それにビタミン、ミネラルを入れて五大栄養素と言われます。基本的には、それらを過不足なく摂っていればいいわけです。

豊かになった現代人の食生活では、三大栄養素については、不足というよりむしろ摂り過ぎになりやすく、それに対してビタミン、ミネラルが不足する傾向があります。

要は、脂肪や塩分の摂り過ぎを控え、野菜、果物を食べて、不足しがちなビタミン、ミネラル、食物繊維を十分に食べましょうということです。

普通の食生活をしていればビタミン不足はありえない

いまお話ししたようなバランスのいい食事をしていれば、あえてビタミン類などのサプリメントなどを摂る必要はありません。あくまでもサプリメントは健康や栄養の補助食品です。

ところが、朝食を抜いたり、ファーストフードを頻繁に食べる生活では、ビタミン類やミネラル類が不足します。そういう偏った食生活をしている人たちは、多少補う必要もあるかもしれません。

また、肉が好きで、毎日のように肉ばかり食べて、野菜はまったく摂らないというような偏食の人は、ビタミン、ミネラル、食物繊維などが不足しがちになります。

食生活を見直して、バランスのいい食事を心がけるべきでしょう。働き盛りの時代は、エネルギーが必要ですから、多少肉類に偏っても病気もせずに乗り越えることができるかもしれませんが、脂肪分の摂り過ぎで、年齢とともに血管障害が進みます。

ビタミンについては、体内で合成されないので、食事などによって摂取する必要があります。現代人はビタミンが不足しがちだと思い込みやすいのですが、いろいろな食べ物に入っているので、三食きちんと食べていればあまり欠乏することはありません。

一日に二食も三食も、ハンバーガーなどファストフードばかり食べているといった極端な食生活を続けていれば、ビタミン不足にもなるでしょうし、鉄分、マグネシウム、カリウム、亜鉛《あえん》なども不足するかもしれません。そうした極端な生活をしていてビタミンが不足がちだと思われる方は、ビタミン剤などで補充することも必要です。

人間は体の中で足りないものがあったら、そういうものを食べたくなるものです。

最近野菜や果物を食べていないと思えば、食べたくなるものです。長年、よほど偏った食生活を続けていて、それで体も慣れてしまったというのなら別ですが、体が必要なものを要求してくれます。

豊富なものに囲まれている現代人の食生活では、足らないものよりも、むしろ摂り過ぎに注意したほうがいいのです。

「見えるあぶら」よりも「見えないあぶら」に注意！

健康のためによくない食事といえば、脂肪分、すなわち脂質が多いものを摂り過ぎることです。

たとえば、高級なステーキは、脂分が適度に入った霜降《しもふ》り状態になっています。つまり、かなり脂分が多いわけです。あるいはトロも脂がたっぷりと乗っています。高級でうまいものばかり食べていたら、脂質の摂り過ぎになります。

普通の生活では、そうした高級なものはたまにしか口にすることができません。しかし、それでいいのです。毎日、そんな高級なものばかり食べていたら、脂分の摂り過ぎで、高脂血症（脂質異常症）になってしまいます。当然、動脈硬化の危険性が増します。

そんな高級なものを食べなくても、私たちは脂分を摂り過ぎる傾向があります。カツやコロッケ、てんぷらなどの揚げ物が好きで、よく食べていると、当然ながら、脂を摂り過ぎます。

最近、「見えるあぶら」「見えないあぶら」という言い方がされますが、このように、食用油やマーガリン、バターなどの一般食用油脂類が「見えるあぶら」です。

逆に、目につかないところに入っているものが「見えないあぶら」と言われます。肉、魚、お菓子などの食品に含まれるものです。食事などには注意していても、お菓子で多く摂ってしまったら同じことです。

たとえばお菓子で脂質が多いのは、ポテトチップス三十五グラム（カロリーは五百五十四キロカロリー。それぞれ百グラム中）、ビスケット二十八グラム（五百二十二キロカロリー）ポップコーン二十三グラム（四百八十四キロカロリー）、揚げせんべい十八グラム（四百六十五キロカロリー）などです。パンや枝豆などにも五グラム程度含まれます。

また、こってりした豚骨ラーメンなどには、一杯で百グラム近くの脂質が入っているものもあるようです。ですから、ラーメンは腹もちはいいのですが、カロリーも高く、太りやすいのです。これも「見えないあぶら」でしょう。

このように、私たちは「見えるあぶら」よりも「見えないあぶら」から脂質をとっていることが多いのです。見えないあぶらに注意しなくてはなりません。

一日に必要な脂質は摂取カロリーの二〇％程度と言われますから、一千六百キロカロリーの食事で三百二十キロカロリー、重さにすると約三十五グラム（脂質一グラム当たり九キロカロリーで計算するので。ちなみにタンパク質と糖質は一グラム当たり、約四キロカロリー）程度でいいのです。

となると、ラーメン一杯食べると、それだけで一日の必要量の三倍もの脂質を摂ることになるのです。

ナッツ類も脂質が多いものですが、これは一般に体にいいものが多く含まれています。

たとえばアーモンド、百グラム中に脂質が約五十五グラムも含まれています。ただし、ナッツ類の脂質はほとんどが不飽和脂肪酸で、食物繊維、ミネラルなども含まれており、完全食と言われるくらい栄養価に富んでいます。

また、ナッツ類には抗酸化作用をもつ栄養素が含まれていますし、血中脂肪やコレステロールを低下させる働きがあることも報告されています。

ナッツ類を一日平均六十七グラム食べる人では、総コレステロール値が低くなり、悪玉のＬＤＬコレステロールも低かったという研究もあります。しかし、六十七グラムとはかなりの量で、その半分程度の三十グラム（カシューナッツやアーモンド二十数粒程度）をとれば健康にいいとも言われます。

エクストラバージン・オリーブオイルが認知症を予防する？

血管障害や動脈硬化を防ぐには、アスピリンやイブプロフェンなどの炎症を抑える薬が効果があることは、すでにお話ししました。

そのイブプロフェンと似た構造の「オレオカンタール」と呼ばれる物質を含んでいるのが、エクストラバージン・オリーブオイルです。

以前から、とれたてのエクストラバージン・オリーブオイルには、何か炎症を抑える作用があるのではないかと言われていました。その成分が「オレオカンタール」で、舌にピリリとした刺激があります。

オレオカンタールは、血液凝固作用のもとであるCOX（シクロオキシゲナーゼ）の働きを止める作用がイブプロフェンよりも強いのです。すなわち、動脈硬化の予防効果があるのです。となれば、当然、認知症の危険性も低くすることになります。

とれたばかりのエクストラバージン・オリーブオイルを料理などに使って日常的に摂取している地中海の島に住む人は、動脈硬化が少なく長生きだとも言われます。

ただし、効果があるのは、あくまでも「とれたて」です。エクストラバージン・オリーブオイルとは名乗っていても、詰めてから時間がたってしまっている一般に私たちの手に入るものが、果たしてどの程度効果があるのかはわかりません。

オリーブオイルが健康にいいとばかりに使い過ぎれば、かえってあぶら分の摂り過ぎになってしまい、寿命を縮めかねません。オリーブオイルを日常的に料理に使っている地中海の島以外のイタリアやギリシャの人たちもたしかに長生きですが、むしろ日本人のほうが長生きです（男女合わせた平均寿命：日本八十三歳、イタリア八十二歳、ギリシャ八十一歳。二〇一三年年世界保健機関）。

オリーブオイルをたくさん摂っているところは、心筋梗塞が少ない、認知症も少ないという見方と、逆にオリーブオイルであっても、あぶらの摂取量が多くなれば心筋梗塞や認知症が増えていき、摂取量と比例しているという見方があります。

たしかに、オリーブオイルには、いい成分が含まれているのですが、それはエクストラバージン・オリーブオイルに特異的であって、時間が経過すると損なわれてしまい、一般に市販されているものには、どれほど含まれているかはわかりません。

オリーブオイルならば体にいいのではないかと、油断して摂り過ぎてしまうと、やはり悪影響のほうが多く出るでしょう。

ビタミン類の摂り過ぎはかえってよくない

同じビタミンといっても、脂に溶ける脂溶性《しようせい》ビタミンと水に溶ける水溶性ビタミンがあります。水溶性ビタミンは水に溶けるので、尿といっしょに排出できます。一方、脂溶性ビタミンは体外に排出しにくいのです。摂り過ぎを注意しなければいけないのは、脂溶性ビタミンです。

脂溶性のビタミンには、ビタミンA、ビタミンD、ビタミンE、ビタミンKなどがあります。水溶性のビタミンは、ビタミンB群、ビタミンCなどです。

ご存知でしょうが、不足するとどのような欠乏症が起こるかを列記しておきましょう。

◎ビタミンA欠乏　　夜盲症《やもうしょう》、皮膚の乾燥

◎ビタミンB_1欠乏　　脚気《かっけ》

◎ビタミンB_2欠乏　口内炎《こうないえん》、舌炎《ぜつえん》、角膜炎《かくまくえん》

◎ビタミンB_6欠乏　皮膚炎、貧血、口内炎、末梢《まつしょう》神経障害

（手や足にしびれや痛みが起こる）

◎ビタミンB_{12}欠乏　末梢神経障害、神経痛、睡眠障害、悪性貧血

◎ビタミンC欠乏　壊血病《かいけつびょう》

◎ビタミンD欠乏　骨粗《こつそ》しょう症、くる病

◎ビタミンE欠乏　動脈硬化の悪化

◎ビタミンK欠乏　溶血《ようけつ》

このように見ていただけばわかるように、現代ではビタミンの欠乏から起こる病気になる方は少ないと思います。

ただし高齢になると、骨粗しょう症の方は医者からビタミンDを処方されるでしょうし、神経痛の方などはビタミンB_{12}を処方されます。

摂り過ぎに注意しなくてはならない脂溶性ビタミンは、ビタミンAとビタミンDで

す。摂り過ぎるとビタミンAでは、頭痛、吐《は》き気、肝臓の腫《は》れなど、ビタミンDでは、不眠、下痢《げり》、嘔吐《おうと》などが起こります。

ビタミンAはCやEと同様に抗酸化作用があるのでアンチエイジング効果があると言われますが、摂り過ぎには注意が必要なのです。

ビタミンAやビタミンEなどのサプリメントを摂っていた人のほうが、そうでない人よりも死亡率が五％も高かったという報告（デンマーク・コペンハーゲン大などの調査）もあるのです。

妊婦がビタミンAを一日一万ＩＵ（インターナショナル・ユニットの略で国際単位。生理的効果の強さで表す単位）以上を連日摂取してしまうと、奇形児発生率が増加するとの報告があります。厚生労働省では、妊婦のビタミンA摂取量を、上限許容量が五千ＩＵと定めており、妊娠三カ月以内の妊婦には、医薬品のビタミンAは一日五千ＩＵ以上投与してはいけないと規定しています。

ビタミンAがどのようなものに多く含まれているかといえば、百グラム当たりに、鶏レバー四万七千ＩＵ、豚レバー四万三千ＩＵ、うなぎ蒲焼五千ＩＵです。妊婦の方はレバーを食べないようにしたほうがいいのです。

また、緑黄色野菜などでは、百グラム当たり、ほうれん草（茹《ゆ》でたもの）には二千九百ＩＵ、小松菜《こまつな》（茹でたもの）二千八百ＩＵ、にんじん（水煮）四千六百ＩＵ、わかめ（乾燥）四千八百ＩＵです。

ただし、動物性食品にはビタミンＡがそのまま含まれていますが、緑黄色野菜などでは、βカロテンのかたちで含まれています。βカロテンは、体内に入ってビタミンＡに変化しますが、ビタミンＡが体内で不足していなければ、ビタミンＡには変化しません。ですから、野菜は食べ過ぎたとしても、ビタミンＡを摂り過ぎることはありません。

ほうれん草、小松菜、にんじんなど、緑黄色野菜を食べている限りは、食べ過ぎても摂り過ぎにはならないので、安心して日常的に食べたほうがいいというわけです。

ビタミンＡ自体が多く含まれる食品は、先にあげた食品以外には、卵黄、魚、全乳、バター、チーズなどにも含まれています。また、βカロテンが多く含まれる食品は、先にあげた食品以外に、サツマイモ、カボチャ、ブロッコリー、ケール、チコリ、からし菜、アスパラガス、あんず、パパイヤ、マンゴー、桃、メロンなどがあります。

ビタミンEはサプリメントではなく食品から

ビタミンEは若返りのビタミンとして注目されています。なぜ、そう言われるかといえば、抗酸化作用が強力とされるからです。

抗酸化作用とは老化を進める活性酸素の酸化作用を抑える働きがあるものです。そのため、抗酸化作用のある物質が若返りに効果があるとされるのです。

活性酸素は細胞の活動によって必然的に出てくる老廃物で、体内で除去されますが、老化につれて、除去作用が追いつかず、年齢とともに自然にたまってきます。そのために、体内のいろいろな場所が酸化されて、細胞がダメージを受けます。認知症で老人斑（アミロイド・ベータ）ができるのも、その作用によるとも言えます。

活性酸素が増えるのを抑えることができれば、体内の老化を遅らせることができることになります。ビタミンEには、こうした活性酸素を抑える働きがあるので、若返りのビタミンなどとも呼ばれるのです。

高齢な人の中には、ビタミンEのサプリメントを飲んでいる方も多いと思います。しかし残念ながら、合成ビタミンEは体内に吸収されにくいのです。毎日せっせとビタミンEのサプリメントを飲んでいても、果たして「効果のほどは?」となると疑問なのです。

サプリメントよりも、食事から摂ることを心がけることです。

ビタミンEはいろいろなものに含まれています。たとえば、アーモンド、ピーナッツ、大豆、ゴマなどの豆類や木の実類、オリーブ、ひまわり油、コーン油、オリーブ・オイル、キャノーラ油、大豆油などの油脂類、いくら、たらこ、キャビアなどの魚卵類、いわし、たい、うなぎなど魚類やほうれん草、モロヘイヤなど野菜類、のり、ひじき、昆布などに含まれています。

とくに魚介類、豆類、木の実類などに多く、結果的にオイル類にも多く含まれています。普通に食事している限り、ビタミンEは十分にとることができると思います。多く摂りたいと思うのならば、こうした食品を摂ることです。ただし、脂分の摂り過ぎには注意しなければなりません。

野菜を食べていればビタミンCは十分摂れる

ビタミンE同様に抗酸化作用があるのがビタミンCです。さらに、ビタミンCはビタミンEを活性化させる働きがあります。ということで、当然アンチエイジング効果があるわけです。

しかも、ビタミンCはコラーゲンの合成にも関与しています。ですから、ビタミンCが足りないとコラーゲンが十分にできないということになります。このコラーゲンについては次項でお話しすることにして、ビタミンCの話を続けましょう。

風邪のときにビタミンCを多く摂るのがいい理由は、感染症が治るときにビタミンCを多く使うからです。また、タバコを吸う人はビタミンCが大量に失われます。日本人が一日で必要とされるビタミンCは、百ミリグラム（厚生労働省による推奨量）ですが、タバコを一本吸えば二十五ミリグラム失われるので、タバコを四本吸えば一日分のビタミンCが失われてしまうことになります。二十本吸えば五百ミリグラムです。ですから、タバコを吸う人は吸わない人よりも大量にビタミンCを摂る必要があります。

すでにお話ししたように、タバコは血流障害を起こすので、脳卒中を引き起こしたり、認知症になる危険性を高めますが、日常的にビタミンCの欠乏をも引き起こしているのです。また、コラーゲンも不足して肌に影響を与えることにもなります。

ビタミンCはサプリメントで補うことができます。ただし、ビタミンCは水溶性で体内に取り込まれてから二〜三時間で体外に排出されてしまいます。しかも、食べものので摂るよりも、サプリメントで摂ったときのほうが排出されるのが速いとも言われます。

ビタミンCはまめに摂らなければいけないわけです。

ビタミンCというとレモンと思われるかもしれません。たしかにレモンをはじめ、オレンジ、グレープフルーツなどの柑橘類《かんきつるい》に含まれますが、イチゴ、パパイヤ、ブルーベリー、アセロラなど多くの果物に含まれます。また、キャベツ、ブロッコリー、芽キャベツ、パセリ、ジャガイモ、サツマイモ、ほうれん草など多くの野菜にも含まれています。

ですから、野菜をたくさん摂っていれば、欠乏することはないのです。

コラーゲンは煮魚など、食事で摂らなければ効果がない

コラーゲンは皮膚の弾力性を保つ役割があります。女性の方は皮膚の若さを保つものとして、コラーゲン入りの化粧品などを使っている方もいるでしょう。

しかし、残念ながらそうした化粧品を使っても、美肌についてはほとんど効果はなく、塗ることによってせいぜい皮膚表面の保湿効果がある程度といったところです。

コラーゲンの体内における大切な役割は、骨や軟骨の弾力性を保つことです。

骨に付着する筋肉部分に、腱《けん》という結合組織があります。この腱の主成分がコラーゲンでできているのです。筋肉の引っ張る力を骨などに伝え、運動を起こすときには、この腱には非常に強い力がかかります。さらに、骨や軟骨の内部には、コラーゲン繊

維が詰まっていて、それによって骨や軟骨の弾力性を増し、骨折などから守っているのです。

ですから、骨折などから身を守るためにも、たしかにコラーゲンは必要なものです。サプリメントなどで、グルコサミン、コンドロイチン、そしてビタミンCやコラーゲンなども含まれて、それを売りにしているものもあるのは、関節組織にコラーゲンなどが大切だからです。

年をとるにつれて、コラーゲンがつくられるよりも分解されるほうが多くなります。そのために、肌のはりがなくなり、しわが増えたりするのです。ですから、サプリメントでコラーゲンを摂って、少しでも老化を遅らせたいと、誰でも思うわけです。

ところが残念ながら、コラーゲンをサプリメントで摂ったからといって、分解されてしまうので、コラーゲンとして体内に吸収されるわけではありません。

コラーゲンは食事で摂らなければ効果がありません。コラーゲンは、肉類の皮、軟骨や魚の皮や骨などに多く含まれますから、鶏皮、鶏軟骨、豚足、豚耳、スジ肉などを摂るといいのです。

手軽な料理としては、ひらめやカレイのまるごとの煮魚、ふかひれスープ、鶏の手羽先スープといったところでしょうか。そうしたものと一緒にビタミンCを摂ること で、体内でコラーゲンがつくられるわけです。

グルコサミン、コンドロイチン、セサミンは？

いまサプリメントを活用するのは、高齢の方が多いのでしょう。たとえば、年とともに、腰、膝《ひざ》、肩などの不調が出てきたりすると、グルコサミンやコンドロイチンがいいというので、そういうサプリメントを摂ったりします。テレビや新聞などで、盛んに広告していることでも、いかに売れているかがわかりますね。

たしかに、グルコサミンやコンドロイチンは年齢とともに不足しがちなものです。不足すると軟骨が弱くなり、痛みが生じることがあります。

それらをサプリメントとして摂取しても、関節まで行き渡らず効果がないという説と、いや、効果があるという説があります。

私はサプリメントで摂ったものが、関節に行き渡り、多少は効果があるのではないかと思います。本当に効果があるのか、プラセボで効果が出ているのかはまだ不明です。

また、グルコサミン、コンドロイチンと同様に、毎日のように広告されているサプリメントにセサミンがあります。

セサミンとは、ゴマに含まれている抗酸化作用がある「ゴマリグナン」(食物繊維)の一つです。ゴマリグナンには、おもだったもので六種類あり、なかでもセサミンは、もっとも多く含まれるものです。

ゴマ油がほかの油よりも酸化しにくいのは、ゴマリグナンの脂質の酸化を防ぐ働きのためです。ゴマリグナンは、「ファイト・エストロゲン」(ギリシャ語で「植物性の女性ホルモン」)とも呼ばれています。ゴマリグナンは、大豆や乳製品に含まれるイソフラボンと同様に、女性ホルモン(エストロゲン)と似たような働きをします。そのため、ゴマには女性の更年期障害を改善する効果があるとも言われます。

また、セサミンには、強力な抗酸化作用だけでなく、肝臓の機能の向上やアルコール解毒作用などもあります。

実験では、セサミンを与えたネズミは与えなかったネズミより、早くアルコール濃度が低くなったという結果があります。

つまり、セサミンは肝臓の働きを高め、二日酔いなどの予防に効果があるというわけです。さらに、ネズミの実験では、血液中のコレステロールの上昇を抑える働きがあるという結果も出ています。

すでにお話ししたように、ビタミンCにも抗酸化作用がありますが、水溶性のために血液に溶けて血中の活性酸素を除去することはできても、なかなか肝臓までは届かないのです。ゴマに含まれるセサミンは肝臓まで届くので効果が高いと言われています。それによって、肝臓の活性酸素を取り除き、機能を高めてくれるのです。そうした働きで、アンチエイジング効果が期待されるのです。

さらに、アルコールが分解される途中でつくられる毒素であるアセトアルデヒドの生成も抑えます。ゴマやゴマ油が二日酔いや悪酔いを防ぐとされるのは、このためです。

こうした効果を見れば、サプリメントとして人気が高いのもわかります。

たしかに、セサミンはゴマの中に一％以下しか含まれていないので、ある程度の量を摂る必要がありますが、ゴマをすりつぶしてゴマ和えなどにして食べたり、料理にゴマ油を使うなどの工夫をすれば、食事から十分にセサミンを摂取することは可能です。

足らないと思ったら、サプリメントで摂ってもいいのでしょう。別に害はありませんが、サプリメントで実際にどれだけの効果があるかどうかはわかりません。

ほとんどのサプリメントは害もないが効果もない

納豆から発見された酵素の「ナットウキナーゼ」というのがあります。血栓《けっせん》を溶かす働きがあり、血液サラサラ効果があると言われています。これもサプリメントで売られています。

たしかに試験管の中ではそうでしょうが、食べものは胃で消化されてしまうので、血液の中にそのまま入りません。ですから、納豆はたしかに健康にいい食品ですが、そんな効果があるとは考えられません。ましてサプリメントなどは効果はまったくないといっていいでしょう。

ついでにお話ししておくと、納豆は、ビタミンKが多く含まれていますし、納豆菌は腸の中でビタミンKの生合成を促進します。ビタミンKには血液凝固作用や、骨にカルシウムを定着させる作用があります。

「ワルファリン」という血栓ができるのを抑える薬があります。梗塞の予防や治療などで使われます。この薬は、ビタミンKが関与する血液の凝固因子がつくられるのを抑えて、血を固まりにくくします。納豆を食べると、このワルファリンの働きが弱められてしまうのです。ですから、この薬を服用していたら、納豆、クロレラなどビタミンKの多い食品を摂らないようにと指導されます。

また、青汁などは、ケールや大麦若葉など、普通なら、だれも食べないようなものでつくられています。いわばくず野菜です。ビタミン類やカリウムなどが含まれていますが、普通に野菜を食べていれば、十分に足りているものです。

サプリメントは実際に効果があるものは少ないのです。ただし、飲んでも害がないものがほとんどです。サプリメントで本当に若返りができたり、認知症になる危険性を少しでも下げたりできればいいのですが、科学的に効果が実証されているものはほとんどありません。

サプリメント（補助剤）というように、普通に食事していない人、偏食の人や食事としてきちんと食べることができない人にとっては、役立つものではありますが、普通の健康な人が飲んでも、ほとんど意味がないということです。

なんとなく体によさそうだと飲み続けているのは、ほとんどがプラセボ効果のためでしょう。もちろんプラセボ効果でもいいのです。実際に効果があるとされる薬品でも、プラセボ効果の役割は大きいのですから。

いちがいにサプリメントをすべて否定するわけではありません。使うのであれば、よく検討して、自分に合っていそうな、そして効くと思えるようなものを使うことです。ただし、基本は、あくまでも食事であって、バランスのとれたものを食べるのが健康の基本です。

第6章

認知症にならないための基本は、毎日一万歩を歩く

毎日一万歩を目指す

認知症にならないためには、運動の習慣を持つことです。

まずは、毎日歩くことです。さらに、若い頃から運動を習慣づけることが大切です。いまの大学生は、体育の時間以外にはほとんど運動をしません。大学を卒業して就職してしまえば、忙しくて運動などますますできなくなってしまいます。

もっとも手軽な運動は歩くことです。歩くことがいいのは、誰でも手軽にできる有《ゆう》酸素運動《さんそうんどう》だからです。有酸素運動とは、呼吸をして、酸素と一緒に体内の脂肪や糖質を消費する運動です。歩く（ウォーキング）、ジョギング、スイミングなどが有酸素運動です。それに対して、酸素を消費しない運動を無酸素運動と言います。短距離走や筋力運動などは無酸素運動です。

有酸素運動を日常的に行うことで、体に酸素を取り入れる能力が高くなります（最大酸素摂取量が高くなる）。体中に酸素が取り込まれれば、それだけ血流がよくなり、酸素とともに栄養がすみずみにまで行きわたることになります。

脳は酸素と糖分で働いているのですから、有酸素運動によって酸素の供給量が増えれば、脳の働きにもいい影響があるわけです。逆に脳への酸素の供給量が少なくなれば、脳はそれだけ働かなくなります。酸素を取り入れる能力が高いほうが、体も頭も活発に働くことになります。

さらには、歩くなどの有酸素運動を習慣的に行うことで、認知症の危険を避けることができるというわけです。ですから、歩くことを習慣づけることが大切だと強調したいのです。

厚生労働省は一日に男性九千二百歩、女性八千三百歩歩くことを勧めています。まあ、およそ毎日一万歩歩くことを目指せばいいと思います。

若い人はなるべく速足で、高齢者は無理をしない程度で

これを読んでいる方で、毎日一万歩前後歩いていない方は、ぜひ今日から一万歩歩

くことを日課にしてください。

現役で働いている方は、一日中部屋の中にいるような仕事でなければ、通勤時と仕事での外出などで、一時間程度は歩いているものです。それだけで六千歩程度になります。一万歩歩くためには、歩数や歩く速度は人それぞれですが、一時間半くらいは歩く必要があります。

通勤や仕事でその歩数を歩かない人は、帰りに遠回りするなど、工夫すればいいのです。私の場合には、家と大学の往復や大学内の移動などで、日常的には約七千歩は歩きます。往復時に遠回りするなど少し工夫すれば一万歩近くになります。また研究室のある駒場から本郷校舎に用事で出かけるときには、その往復があるので、一万歩を超えます。

問題は、定年退職した方です。最近は、どこの公園などでも朝夕に六十代、七十代の方が散歩している姿をよく見かけると思います。それだけ毎日歩くことを心がけている人が多いのだと思います。

しかし、外に出るのがおっくうになってひきこもりがちになると、どうしても運動不足になってしまいます。

できれば、二十代から毎日一万歩程度は歩くことを心がけたいものです。そうはいっても仕事が忙しく、そんな時間はないという人が多いでしょう。二十代、三十代半ばまでは、運動不足気味でも、若さで乗り切れます。中年期になると、仕事が忙しく、体のことなどは二の次になりがちです。しかし、そのころからそろそろ病気になる人も出てきます。それでも、定年になるまでたいした病気もせずに乗り切ることができる人が多いでしょう。しかし、六十代になると、体のいろいろなところに不調が出てきます。

四十代を過ぎたら、体調が悪くなる前に、いえ、多少体調が悪くなっても、まず毎日歩くことを心がけることです。それによって酸素を取り入れる能力も保つことができますし、下半身の筋力を維持することもできます。

だらだらと歩くだけでは有酸素運動としての効果はあまりありませんが、歩かないよりはいいのです。

若い人はできるだけ速足で歩けば、それだけ運動効果があります。高齢の方は無理をせずに、歩くことを日課にすることです。

とにかく、日常的にあまり歩いていないと自覚したら、いますぐにでも一万歩をめどにして歩いてください。年代が若いほど、年をとってからの認知症の危険性を低くすることができます。

六十五歳以上になると筋力が衰えやすい

高齢の方は別として、六十代くらいまでは、できればストレッチや軽い筋力運動もまじえたいものです。年齢に応じて、無理をせずに行うことです。

ラジオ体操なども、たった五分間ですが、きちんとやればなかなかきついものです。体全体のストレッチや手足の筋力運動にもなっているので、あえて筋力運動、ストレッチをやらなくても、ラジオ体操でいいのです。農作業や庭仕事などをしていれば、当然、筋力運動にもなっています。

年をとると筋力が落ちるのは、筋肉を構成する筋線維《きんせんい》の太さが萎縮すること、その筋線維数が少なくなることの二つの理由からです。

大きさのほうは六十歳前後までほとんど変わりませんが、それ以降、急激に小さくなっていきます。

筋線維には、速筋線維《そつきんせんい》と遅筋線維《ちきんせんい》がありますが、速筋線維のほうが年齢とともに小さくなっていくのに対して、遅筋線維のほうは高齢になっても比較的保たれます。つまり、年をとると速い動作の筋肉が衰えやすいので、すばやく行動できなくなるというわけです。

筋線維の数はといえば、二十五歳をピークにして六十五歳までの四十年間で約二五%と、ゆるやかに減少します。六十五歳以降になると、その減少速度が速くなり、八十歳までの十五年間で、そこから更に二五%減少します。つまり、八十歳になると、二十五歳時の約五五%と半分近くの数になってしまうわけです。

実際に衰えやすい筋力は、上半身よりも下半身のほうです。腕の筋力のほうは、六十五歳時で、男性は三十歳のときの七六%、女性は八五%です。脚の筋力は男性が六五%、女性六九%に減ってしまいます。

ただし、高齢になっても筋力はつけることができるというデータはいろいろ出ています。たとえば、六十～七十二歳を対象にして十二週間の筋力トレーニングをした結果、大腿部《だいたいぶ》の筋肉の面積が一一・四％増加し、最大膝屈曲筋力が一七〇％に、膝伸展筋力が二二七％に増加したという報告もあります。このように、高齢になっても約三カ月筋力運動を続ければ、筋力を増やすことはできるのです。

別に筋力もりもりにする必要はないでしょうが、いつまでも頭はボケずに体も元気に暮らしたいのであれば、歩くことを日課にして、下半身の筋力を衰えないようにする努力をしなければなりません。

普段からつとめてエスカレーターやエレベーターを使わずに階段を上る、あるいは、だらだらと歩くのではなく、意識的に速足で歩くなど、日常生活の中で多少負荷をかけて下半身の筋力を鍛えるようにしたいものです。

それぞれの年齢や体力に応じてラジオ体操などをまじえた運動をして、筋力を維持するようにしたいものです。ことに、いまお話ししたように、六十五歳を過ぎると、何もしないと筋力の衰えは顕著ですから、少なくとも筋力を保つ努力をしたいものです。下半身が衰えて歩くのが不自由になると、頭のほうも同時に衰えやすいのです。

三十分の速歩を週五回、一カ月行うと内臓脂肪は一〜二％減る

人の体内に蓄えられる「体脂肪」には、皮下脂肪《ひかしぼう》と内臓脂肪《ないぞうしぼう》があります。皮下脂肪はご存知のように皮膚の下の脂肪です。それに対して内臓脂肪は、腹部の腹筋の内側で、腹腔内《ふくこうない》の内臓の隙間についている脂肪のことで、肺や肝臓、腸などのある体腔内に蓄えられています。

内臓脂肪には内臓の位置を正しく保つ、衝撃を和らげるなどの役割がありますが、つき過ぎると問題なのです。

この内臓脂肪が血液中にあふれる高脂血症だけでなく、高血圧、動脈硬化、糖尿病などを引き起こすもとです。当然のことながら、脳血管性の認知症になる危険も大きくなります。

女性は皮下脂肪がつきやすいのに対して、男性は内臓脂肪のほうがつきやすいので

す。内臓脂肪は筋肉のエネルギー源として使われるので、男性のほうが筋肉が多いだけに、内臓脂肪が多くなっているのです。内臓脂肪がたまると、見た目では、お腹の周りに脂肪がたまる「リンゴ型肥満」の体型になります。

いまは、内臓脂肪なども測れる体重計が普及しています。そんな体重計を使っている方も多いでしょうから、自分の体の内臓脂肪量もわかるでしょう。

内臓脂肪が多いからといって悲観することはありません。内臓脂肪は、つきやすいのですが、落とすことも難しくないのです。

厚労省の指針（運動所要量・運動指針の策定検討会）では、三十分の速歩を週五回行うと、一カ月で一～二％近くの内臓脂肪が減少することが期待されるということです。

速歩ということですから、普通の歩き方よりも速く歩かなければなりませんが。お腹の周りに脂肪がたまってきたなと思ったら、毎日歩けばいいのです。

多少太っている人のほうが寿命が長い？

標準体重（ＢＭＩ）もひとつの目安になりますが、これについては、あまり気にする必要はないかもしれません。というのは、多少太っている人のほうが寿命が長いという調査結果があるからです。

ＢＭＩは、自分では、体重（kg）÷身長（m）÷身長（m）で計算できます。これもいまの体重計では、簡単に測ることできます。

ＷＨＯでは25以上を「標準以上（前肥満 *overweight*）」、30以上を「肥満（*obese*）」としていますが、日本肥満学会では、22を標準体重、25以上の場合を肥満、18・5未満を低体重としています。

おおよそ20から27の範囲内であれば、それほど問題はないと思います。ＢＭＩよりも、内臓脂肪のつき過ぎに注意をしたほうがいいのです。

ついでながら、お話ししておくと、宮城県内の四十歳以上の住民約五万人を対象にした調査（十二年間の健康状態などを調査　厚生労働省　二〇〇九年発表）があります。

これは、四十歳時点の肥満度（ＢＭＩによる）を四グループ（ＢＭＩ18・5未満＝低体重《瘦《や》せ》、ＢＭＩ18・5以上25・0未満＝普通体重、ＢＭＩ25以上30未満＝過体重《太り気味》、ＢＭＩ30以上＝肥満）に分けて調査したものです。

それは、過去の体格も調べ身体の太さの指標となるＢＭＩごとに、四十歳時点の平均余命を分析した結果ですが、ＢＭＩ25以上30未満の「太りぎみの人」がもっとも平均余命が長く、男性四十一・六四歳（寿命は八十一・六四歳）、女性四十八・〇五歳（同八十八・〇五歳）でした。

ちなみに、ＢＭＩ18・5以上25・0未満の普通の人は、過体重の人よりも少し短く、男性三十九・九四歳（同七十九・九四歳）、女性四十七・九七歳（同八十七・九七歳）です。

ＢＭＩ30以上の肥満の人は、男性三十九・四一歳（同七十九・四一歳）、女性四十六・〇二歳（同八十六・〇二歳）です。

ＢＭＩ18・5未満の「瘦せている人」になると、男性三十四・五四歳（同七十四・五四歳）、女性四十一・七九歳（同八十一・七九歳）で、太り気味の人との差は、男性七・

一歳、女性六・二六歳にもなります。

つまり、この調査結果によると、痩せている人のほうが、早死にしやすいということになります。

ただし、ここで注意してほしいのは四十歳時点で太り気味かどうかということです。

また、同研究では、「肥満の人」が四十歳以降にかかる医療費総額は男性が一千五百二十一万円、女性が一千八百六十万円と、どちらも痩せた人の一・三倍かかっていました。これは太っている人ほど、生活習慣病などの治療で長く医者にかかる割合が高く、医療費が高くなったのだろうということです。

あるいは、太っている人のほうが自分の体に敏感になって、何度も医者にかかるのかもしれませんね。その結果、長生きになるのかもしれません。

運動はできるだけ若い頃からはじめたい

百歳以上の長寿者には農林業についている人が多いのですが、農作業のように日常的に体を動かす仕事は、健康にいいようです。

ですから、趣味で畑で野菜をつくったり、植木の手入れなどの園芸をすることは体を動かし、頭も働かすということでいいのでしょう。

一般の人にとっては、まずは散歩が基本ですが、それに庭いじりなどを加えれば、とても健康によさそうです。そういう趣味がないのならば、スポーツクラブに通うのもいいかもしれません。

最近は、男性も定年後にスポーツクラブに入って、毎日のように熱心に通っている人も増えているようです。ただし、定年になって六十歳を過ぎてから、それまでほとんど体を動かしてこなかった人が急に激しい運動をすると、関節を壊したりしかねません。スポーツクラブに通っても、運動のやり過ぎでかえって体を壊しては何にもなりません。まじめな人ほど熱中しやすいので注意したいものです。

足が弱い高齢の方でも、プールで歩くのであれば、浮力があるので負担が少なくてすみます。普通に歩くのは痛いという方は、筋力が弱くなるのを防ぐために、プールを活用するのも一つの方法です。

中年期までは元気なので、あまり健康に気を配らないし、いわんや自分が認知症になることを心配することはないでしょう。六十歳前後になり、記憶力の衰えを自覚するようになって、はじめて認知症を心配するようになります。

体を動かす生活は、若いうちから習慣づけておくほうがいいのです。とくに日頃運動不足を自覚する方は、若くても、通勤の折などを工夫して、歩くことを心がけてほしいものです。ちょっと工夫すれば一万歩近く歩くことはできますし、そうした積み重ねが、あとになって大きな差になるのです。

すでに高齢になっている方は、なおいっそう体を動かすようにしたいものです。いまは子ども夫婦と一緒に暮らす二世帯同居は少なくなっているので、最終的には夫婦二人の生活、そしてどちらかが病気になれば老老介護になります。さらにはどちらかが先立てば、一人暮らしになります。

これからは一人暮らしの高齢者が多くなります。そうなったら、最終的に一人で健康に生活できるような老後を過ごすには、どうしたらいいかということになります。動けなくなるのが一番困るのですから、最終的には体力がとても大切になります。

第7章

いくつになっても頭を使う生活を

定年前に第二の人生をどう過ごすかを考えておきたい

認知症になることもなく、いくつになっても体も十分に動き、脳も多少記憶力が衰えても活発に働かせたい、そうしてできれば長く寝込むことなく、人生をまっとうしたいというのは、誰でも望む人生の終わり方でしょう。

そのためには、定年後の人生をどう過ごすかというのが大事になります。いま多くの会社で六十五歳定年になりつつあるように、多少定年が延びても、たいていの人は六十五歳で定年になります。

そのあと、嘱託でも何でも仕事を続けることができる人は別ですが、たいていの人は会社、仕事から分断される生活を送ることになりますね。

定年後、どういう生活をしていくのかを考えるのは、定年寸前では遅いのです。五十代のうちから、定年後の人生設計を考えておきたいものです。

もし、定年のない仕事をしている、あるいは定年後もなんらかのかたちで働けるというのであれば、仕事をしているほうが頭はもちろん、体も使い、さらに人間関係もあるので、一般的には認知症になるリスクは下がると言えます。

そういう意味では、六十五歳を過ぎても、働けるだけ働くほうが、いつまでも元気に過ごせそうです。ことに仕事以外に何も趣味がないという人は、仕事をやめると何をしていいかわからなくなってしまいます。一日中テレビを見ているだけの生活では、体も動かさず、頭も使いません。そんなぼんやりした刺激のない生活では、認知症の危険性が大きくなります。

ですから、定年で仕事からまったく離れてしまう一般のサラリーマンの方は、認知症にならないためにも、定年後、どういうことをしたいか、どういう生活をしたいかを、事前によく考えておきたいものです。

働いている間も何か趣味を持って続けていた人はいいのです。たとえば、将棋、碁、茶道、華道、楽器などを習っていたのならば、働いている間は時間が十分にとれなかったことでしょう。そうした趣味を「定年後はもっとみっちりやりたい」という目的があればいいのです。

定年になって、「暇になったから、さて何をしようか」と思っても、なかなか好きなことなど見つからないものです。それまで、「絵を描きたい」『何か楽器をやりたい」などと思っていても、それまでまったくやっていないで、いきなりはじめようとしても、敷居《しきい》が高いものです。

定年後は趣味を楽しみたいと思うのならば、定年の五～十年前から趣味にしたいことをはじめておいたほうがいいのです。ボランティアなどでも、現役中に少しずつ活動をしてみることです。

仕事が趣味とばかりに定年まで懸命に働き続けて、突然「今日から会社に行かなくていい」となったら、本当に何もやることがなくなって、何をしていいかわからなくなってしまうのではないでしょうか。そうならないためにも、定年退職になる前に、その後の人生で何をしたいか、考えておきたいものです。

興味を持って意欲的に取り組めるものを探す

やることがほとんどなくなって、ぼんやりと日々を送っているだけでは、どんどん頭を使わなくなります。それでは、もの覚えも悪くなるし、忘れっぽくもなります。最近の研究では、ボーっとしているときも、脳が動いていることがわかってきました。ただし、そのときには、記憶を消して整理しているのではないかと推測されています。寝ているときには一日あった記憶を整理しているという説がありますが、ぼんやりしているときも、同じようなことをしているのではないかというわけです。

ですから、ボーっとしているからといって、まったく頭を使っていないわけではなく、人間の脳というのは、それなりに働いているのです。といっても、寝てばかりいてもだめなように、ボーっとしているだけでは脳にいいわけはありません。

記憶力を保てるか保てないかは、環境によって大きく違ってきます。次のようなネズミの実験からも環境次第で変わるのは明らかです。

人工的に記憶力の悪いネズミをつくりだして、一方は広くてオモチャのたくさんあるケージに入れ、もう一方をオモチャなど何もない狭いケージに閉じ込めました。二カ月たって調べてみると、広くてオモチャのたくさんあるケージの中で育ったネズミのほうが、狭いケージに閉じ込められたネズミよりも、圧倒的に記憶力がよかったのです。

このように、記憶力も環境次第で変わる要素が大きいのです。私たちは、ネズミのように狭い環境に閉じこめられることはありません。自ら閉じこもってしまうのです。私たちは、周囲にいろいろなオモチャがある環境にいます。それらをおもしろいオモチャと思うか、興味のないものにしてしまうかは、その人次第です。

自ら狭いケージに閉じこもるように、家から外に出ず、人とも接しない。何もせずにテレビばかり見ているような生活では、どんどん記憶力も悪くなっていくのではないでしょうか。

できれば定年後も家に閉じこもってばかりいないで、外に出て、刺激を受ける機会をつくることです。年をとればとるほど、新たな体験に直面することも少なくなり、ものごとにびっくりしたり、感動したりしなくなるのは確かでしょう。しかし、ちょっと見まわしてみれば、新たなもの、おもしろそうなことは、いくらでも見つかるのではないでしょうか。

その中から、自分が興味を持てるようなこと、意欲を持てるようなものを見つけることです。「もう少しこれを知りたい、やってみたい」と思えば、そこから新たなことがはじまります。

現役で仕事をしていれば、つねに仕事上の課題があり、仕事をなしとげるためには意欲を持たなければなりません。仕事から離れてしまうと意欲を持つのが難しくなってしまうのです。

まず外に目を向けてみることです。ちょっと興味がわいたら、市民講座でもカルチャーセンターでも、積極的に出かけてみましょう。

私も地方の市民講座などでたびたび講演することがあります。「認知症」のように、高齢者が関心を抱きそうなテーマではないことが多いのです。たとえば「人間の性格はどう決まるのか」などといったテーマでも、聴講者の多くが六十代以上の方です。

そうした私の体験からすると、高齢者の向学心は一般にかなり強いと思います。英会話などの語学講座も高齢者の方の受講が多いようです。地方自治体、大学、カルチャーセンターなど、いろいろなところでさまざまな講座が開かれています。そういった講座に積極的に出席する高齢者の方は、脳を使う生活をしています。

講座に出席する目的は、若い頃から歴史に興味があった、海外旅行をするために少しでも英会話を話せるようになりたいなど、人それぞれでしょう。

何でもいいのですが、少しでも自分の興味がわくことを見つけて、意欲を持ちたいものです。何かに意欲的に取り組んでいれば、認知症は遠ざけることができるでしょう。

覚えられないことが多くなったら、工夫することが大切

もの覚えが悪くなり、最近のことをすぐに忘れるようになっても、過去に蓄積した知識はなかなか忘れないものです。実際に知能テストでも、五十代、六十代と年代が高くなっても、昔覚えたことは忘れないのです。

年をとればとるほど、新しい知識を覚えようとすると、どんどん大変になります。人によって違うでしょうが、五十代になると、たいていの人は記憶力の衰えを感じはじめるのではないでしょうか。六十代、七十代と、どんどん衰えていき、覚えるのに時間がかかるし、覚えてもまたすぐに忘れてしまいます。なじみのない語学など、年をとって学ぼうとしたら、いっそう大変です。

脳細胞の数も減ってくるし、細胞同士のつながりも悪くなるのです。数が減るのは仕方ないことですが、頭を使うことによって、つながりを保つことはできます。

高齢になるにつれてもの覚えが悪くなるのは、覚えるためには集中力が必要ですが、その集中力がなくなるからです。

たとえば、あることを覚えるのに、若い頃であれば十秒で覚えることができたとします。本人は、同じように十秒で覚えられると思っているので、十秒間しか集中しないのです。ところが、年をとれば倍以上の時間がかかります。十秒ではきちんと覚えてはいないのです。

忘れてしまうというよりも、まず覚えることができていないのです。年をとればとるほど、覚えようとすればそれだけ時間をかけなければだめになるのです。ところが、長い時間を集中することができなくなるのです。

たとえば、名刺をもらって、「○○さんですね。よろしくお願いします」などと言って、すぐにスーツのポケットなどにしまってしまうという癖がついているとします。かつてなら、パッとみて、それだけで相手の名前を覚えることができた。ところが、年をとると、同じようにしても相手の名前が出てこないということが多くなります。

年をとったら、相手の名刺を見ながら「珍しい名字ですね」「どちらのご出身ですか」などと相手の名前とつながりがあることを聞いて、記憶の手掛かりを多くするといった工夫が必要になります。

どうしても覚えるのが苦手な人は、テーブルの前にもらった名刺を出しておいて、できるだけ相手を名前で呼べばいいのです。何度も繰り返して相手の名前を言うようにすれば、記憶にも残ります。覚えられないことが多くなったら、工夫することが大切です。

「もう年だから」などと自分に限界を設定しない

年をとって、新たなことに挑戦することはたしかに大変なことです。「好奇心を抱いて、新たなことに挑戦してみてください」などとアドバイスされても、実行するのは難しいものです。年をとればとるほど難しくなります。六十代と七十代では、体力が大きく違うし、それにしたがって気力も衰えるようです。

好奇心や意欲が頭を活発に働かせ、生き生きとした生活をするエネルギーになるのですが、一般に年をとるごとに、好奇心も意欲も衰えていくのです。

六十代の一年と七十代の一年、さらには八十代の一年となると、一年ごとで体力も気力も大きく違ってきます。ですから、何か新しいことをはじめようというのなら、できるだけ早いうちがいいのです。むろん、定年前の五十代からはじめたほうがいいのは言うまでもありません。

どうすれば、いくつになっても好奇心や意欲を持ち続けることができるのでしょうか。

好奇心や意欲を失わせるのは、「もう年だから」などと自分に限界を設定してしまうからです。そこで周囲の世界とかかわることから、どんどん引いていってしまいます。

何かやってみようと思ったら、結果的には三日坊主になってしまってもいいから、とりあえずやってみることです。「あそこに行ってみよう」と思いついたら、とにかく行ってみればいいのです。

思いつきでも、「ちょっとやってみたい」となったら、とりあえずそこに向かって一歩踏み出してみることです。「どうせ、年だから無理だ」と思ったら、どこにも進めません。やってみようと思いつくだけでも、好奇心がある証拠です。

さきにも少し触れましたが、八十二歳の渡部昇一先生（上智大学名誉教授）は、いままたラテン語の勉強をはじめているそうです。

午前中に、自宅から歩いて三十分程度のところにあるホテルの喫茶室へ行って、一時間半ほど勉強して、また歩いて帰ってくるのを日課にしているそうです。ほぼ一時間の散歩と頭を使うことを毎日行っているわけです。

ホテルの喫茶室でコーヒーを飲めば千円くらいかかってしまいますから、それだけ経済的な余裕があるからこそできるのでしょうが、一般の人ならば、図書館に通うという方法があります。

八十歳を過ぎて、また新たに勉強をはじめようという意欲があるのが大したものです。

勉強するのなら、たとえば、アメリカに行きたいから英会話を勉強する、といった目的が必要でしょう。目的もなく英会話を勉強してもなかなか意欲が続かないでしょう。渡部先生のように純粋に学ぶのが好きなら別なのでしょうが、普通は何か実利に結びつくようなことがないと続かないと思います。

何でもいいのですが、何か意欲をかきたてるような目的を自分で設定して、自分で脳を活性化する環境をつくることが大切です。そのときに、自分に限界を引かないことが大切です。いつまでも好奇心や意欲を持ち続けることができれば、認知症など遠ざけることができます。

地域や人の役に立つボランティアのような仕事をやってみる

高齢になってもいつまでも現役で仕事をしていたほうがいいのか、六十五歳なら六十五歳で仕事をやめて、趣味や旅行など好きなことをしていたほうがいいのか。それは、それぞれ人次第でしょう。

それまで、やれずに我慢していたことがあって、「定年を待っていました」とばかりに、積極的に旅行や趣味を楽しむという人は、やることがいくらでもあるしょう。趣味を通して、人間関係もできることでしょう。

それまで何十年間も頑張ってきたのですから、経済的な余裕があれば、趣味などを楽しむ悠々自適《ゆうゆうじてき》な生活を送ることもいいでしょう。

しかし、実際にはそんなふうに、定年後にやりたいことがある人のほうが少ないのではないでしょうか。暇になっても、何をやっていいかわからないという人は、仕事ができるのであれば、仕事をしたほうがいいのでしょう。

仕事をしていればそれなりにストレスもあるでしょうが、定年後の仕事となれば、それほどハードでもなく責任も重くはないでしょう。頭を使うし、体も動かすでしょう。仕事を通して人間関係もあり、それなりに気もつかわなくてはならないでしょうが、それはそれで適度なストレスであれば、日々、気持ちの張りも出てくるというものです。

私の友人で、サラリーマンでしたが定年後に私立の女子高校の用務員になった人がいます。サラリーマンとしてある程度の地位まで行ったので、それまでは社内では人を使う側でした。

しかし、そこでの仕事は用務員なので、いろいろな雑用をこなさなければなりませんし、先生方から使われる立場です。

「大変じゃないの?」と聞いたところ、彼は「力仕事などはしなくていいし、せいぜい周囲を掃除する程度で、楽でいい」と。また、孫のような年齢の女子高生が「おじさん、おじさん」と寄ってくるので、「若い人たちと話していれば若い気分になるし、刺激にもなる。給料などはもらわなくていいくらいだ」と言うのです。

この高校はいわゆるお嬢さん学校で、育ちのいい女の子が多いので躾《しつけ》もよく、おじさんに対して親切なのでしょう。この高校の隣には男子高校があって、そこの高校生には「じじい」などと言われたりするそうです。「女子高でよかった」というわけです。

これも一例ですが、そうした楽しい仕事ならば、あまりお金にならなくてもいいかもしれません。

ずっと仕事を続けたいといっても、高齢ではやりたくてもなかなか仕事は見つからないかもしれません。地域活動など、人の役に立つボランティアのような「仕事」でもいいのではないでしょうか。

一般に、高齢でも何かしら仕事を続けている人のほうが年齢のわりに記憶力もいいでしょう。脳の働きもよく、認知症にもなりにくいと言えるでしょう。

何か目的を持って本を読む

趣味と言えるようなものがない、また、外のことにも興味がわかないというのであれば、手軽なのは読書です。

読書習慣が続いていれば、認知症にならないのではないか、と思うかもしれません。ただし、そういうことを調べた人はいないので、実際はわかりません。

年をとって、長時間本を読むことができなくなるのは、目が悪くなって読みにくくなるということもあるでしょうが、やはり集中力がなくなることも影響しています。一時間、本を読み続けることができるのは集中力があるからです。

私の場合、読書の目的は、そこから何か話のネタになるようなおもしろいこと、新たな発見がないかを探すことです。それを授業でしゃべろうと思っているからです。アウトプットをしようという目的があると、読み方も変わります。かなり集中して読んでいます。

ビジネスマンの方は仕事上で必要に迫られて、読まなければならないことも多いと思います。そこから自分が必要とする知識を得ようとすれば、注意深く読まざるを得ません。また、その知識を同僚などに話すこともあるでしょう。

そうした目的がなく、たんにエンターテインメントとして読むのであれば、読み方も変わります。定年後の読書は楽しみ主体になります。そうした読書は読み流す感じになります。そうであっても、テレビばかり見ているよりはましですが、頭をフルに使うとは言えません。

せっかく本を読むのなら、できるだけ脳を活性化するようにしたいものです。たとえば、時代小説が好きならば、その延長として江戸時代のことを調べてみるとか、街歩きをするなら、その街を調べるなど、自分の楽しみの延長でテーマを見つけて、そうしたジャンルの本まで広げてみることです。

あるいは、この本を読んだら、人に「こういう話で、ここがおもしろかった」などと話してみようと思えば、本の中味も頭に入ります。実際に話をしてみれば、どこまで本の内容が頭に入っているかどうかもわかるものですし、よりいっそう理解が進むものです。

本を読むといっても、ただ楽しむだけというよりも、できれば何か目的を持って読みたいものです。

頭を柔軟に保つためにも人と付き合う

仕事をリタイアすれば、それまでの仕事の人間関係はほとんどなくなってしまいます。人とあまり接することがなく、話す機会も少ないと、自分の中にいろいろな思いがたまっていきます。高齢者のなかには、自分の言いたいことばかりしゃべって、こちらの言うことなどにはまったく耳を貸さないという人がいます。

しかし、一方的に話すだけでは、会話は成り立ちません。聞いている相手はうんざりしてくるでしょう。そんな人とは、誰もあまり話したくなくなります。話を聞いてくれる相手がいなくなってしまいます。

そんなふうに会話が成り立たなくなるのは、頑固になるからでもあります。年をとれば、多かれ少なかれ、みんな頑固になります。

長年連れ添った夫婦であっても、お互いに頑固になって、主張し合うばかりでなかなか折り合えなくなります。そんなお互いの頑固さのために、小さなことで喧嘩《けんか》することも多くなります。ご主人が会社をやめて家にいる時間が長くなると、よけいにぶつかることも多くなります。

外に出て人と付き合う機会が少なくなればなるほど、どんどん頑固になります。そして、そんな自分に気がつかないのです。

近所付き合いや趣味のサークルやボランティアなど、家族以外の人間関係があればいいのですが、そうした人間関係が持てなければ、コミュニケーションがあるのは家族だけとなりかねません。

近所の公民館のサークルでも老人会でも積極的に出かけて行って、グループの中に入ってみることです。そこで、仲間になんとか溶け込むことができればいいのですが、人と付き合いができないようだと問題です。

男性はなかなか見知らない人となじみにくいものです。とくに、社会的にそれなりの地位についた人は、人に気を遣《つか》われることに慣れていて、自分のほうから気を遣わない習慣が身についています。そういう人は、頭が固くなりやすいのです。

年をとれば頑固になると自覚して、頭を柔軟に保つためにも、人付き合いの機会を増やしたいものです。人間関係、つまりは人とコミュニケーションをとることが、脳の活動にいいことは言うまでもありません。

意識的に相手をよく観察するよう心掛ける

年をとるにつれて、相手がどう思っているかを感じとるのが難しくなります。というのは、相手の目を見たり、表情を観察することができなくなるからです。

高齢者が、自分が言いたいことだけをしゃべるばかりで、人の言うことをほとんど聞かなくなるのは、さきほどお話ししたように、日ごろ話し相手がいないこともありますが、人の表情を見ないからです。だから、いま自分が話していることを相手がどう思っているかがわからないようになるのです。

また、高齢になるほど身勝手になる人が多いようです。それは、自分の思いばかりにとらわれていて、「こう言ったら、相手はどう思うか」などと人を思いやるということが、だんだんできなくなるのでしょう。

もちろん人それぞれなので、そうでない人もたくさんいます。ただ、高齢になればなるほどそうなる傾向が強いのです。人との付き合いが少なければ、いっそうその傾向が強くなります。

誰でも自分の気持ちや思いが優先ですし、それにとらわれがちです。しかし、仕事をしていれば、その時々の自分の気持ちよりも当面の仕事に没頭するでしょう。仕事を円満に進めるためには、相手の反応を、言葉だけでなく、態度、表情も観察して注意します。

仕事から離れてしまえば、そのように相手に注意しなくなります。そのため、人を観察しなくなるのでしょう。

意識的に、相手を観察するように心掛けることです。いろいろな人と話すことが大切なのは、相手の反応に対応しなければならないので、自然に相手の言葉をよく聞き、相手の表情、態度などを見なければならないからです。

自分が話しているのを迷惑と感じているか、おもしろがっているのか、まったく興味がないのかなど、相手の表情や態度を見れば推測できるはずです。そんなふうに、相手をよく観察して、いろいろと推測することが、脳を活発に働かすことになるのです。

おしゃれを意識するだけでも脳を活性化させる

会社に行くこともなくなり、出かけるのはせいぜい家の近所となると、自分の服装も気にしなくなります。自分がどう見られているか、気にならなくなるのですね。どこへ行くにも格好を気にせずに、スウェットの上下で出かけてしまったりするようになります。

たまの休みならば、一日中パジャマ姿で家でのんびりするのもいいでしょう。しかし、定年後は毎日が日曜日ですから、服装にも緊張感がなくなるのです。

女優さんがいくつになってもきれいでいられるのは、つねに人から見られていることを意識しているのが大きいのでしょう。

もちろん、平凡な人が、自分で意識するほど人から見られているわけではありません。逆に、見られていないようで見られているということもあるものです。「わっ、ダサい格好」などとは言われないにしても、そう思われているかもしれないのです。

服装にうるさい奥さんならば、「そんな格好で外に行かないほうがいいわよ」などと言ってくれるかもしれませんが、ご主人のダサい格好に愛想を尽かしているようなら、もう注意もしてくれないかもしれません。不愉快かもしれませんが、言ってくれる人がそばにいるだけましというものです。

年をとればとるだけ、清潔を心がけて服装などにも気をつけたいものです。それでなくても、高齢になると、気をつけないと加齢臭《かれいしゅう》なども出てくるし、体型も崩れてきます。身綺麗にしておかないと、周囲の人たちにも嫌われかねません。

歩くなど運動を続けることは、健康はもちろんのこと体型を維持するためにも大切なのです。スタイルがよければ、おしゃれな服装も似合います。

別に誰かが見ているわけではないかもしれませんが、ちょっと見られることを意識しておしゃれをする。それだけでもかなり脳を活性化させます。

基本的におしゃれな人は見た目も若々しいし、脳も若いようです。おしゃれを心がけるだけで、認知症を遠ざけることができるというものです。

別に用事がなくても、おしゃれをして都心のホテルのロビーなどに出かけて、通る人たちを観察するのも頭を活性化します。いろいろな人たちを観察して、「あのグループはどんな関係なのだろうか」などと、その人間模様を想像してみてもおもしろいのではないでしょうか。

日々やるべきことを見つける

年をとればとるほど、生活の中に刺激がなくなるのはある程度仕方ないことなのかもしれません。

いくつになっても現役で仕事を続けることができるような仕事、たとえば画家、作家、俳優など、芸術的な仕事であれば、高齢になっても続けることができます。しかし、一般のサラリーマンではそうはいきません。六十五歳にしても、あるいは長く続けることができたとしても、七十歳くらいまでですね。

なんらかの仕事に携わることができれば、頭も使うし人間関係もつきものですし、体も動かします。それだけに認知症にはなりにくいものです。

しかし、毎日やることがなくなってしまったら、どうすればいいのか。自分が意欲を持ってできる何かを見つけることができるかどうかが問題になります。ボランティアでも地域活動でも趣味でも何でもいいのです。

ですから、自分が意欲を持てるようなことを見つけることが大切だとお話ししてきたのです。

しかし、「そんなことを言われても、何もないよ」という方も多いかもしれません。

若いときには、いまは苦しくても明日は何とかなる、という希望がありますが、年をとればとるほど、先の希望もなくなってきます。「もう、おもしろいことなどないな」と思うことのほうが多いかもしれません。

平均寿命までだとしたら、「あと十年だな」などと、人生の先が見えてきてしまいます。残された時間はどんどん短くなるのです。その時間をできるだけ有意義に使わなければ、つまらないのではないでしょうか。

残された時間が短くなればなるほど、一日一日が大切になってくるはずです。ぼんやりと日々を過ごしているわけにはいきません。

仕事ではなくても、何か好奇心をかきたてること、わくわくするようなことがあるはずです。それは、ほんの些細《ささい》なことでもいいと思います。

若い方はご存知ないと思いますが、野上弥生子《のがみやえこ》（一八八五年五月六日—一九八五年三月三十日）という作家は、百歳になるほんの一カ月ほど前に亡くなりました。亡くなった日の前日まで、八十七歳のときから書き続けていた未完の長編小説『森』の原稿を書いていたということです。

毎日、二枚の原稿を書くことをノルマにしていて、午前中には書き終え、読み返すのを日課にしていました。この執筆のノルマを死ぬまで続ける決心をしていたから、健康に気をつけ、日々努力をしていたのです。

もちろん、凡人には及びつかないことですが、やるべきことがあるということは、いくつになっても体も頭もフルに働かすことができるのではないでしょうか。

認知症にならないための四つの基本

前著『いつまでも老いない脳をつくる10の生活習慣』では、老いない脳をつくるために次の10の生活習慣をあげました。

1　週に二〜三回以上、一回三十分以上運動をする
2　食生活のバランスに気をつけ、食べ過ぎない
3　ストレスをうまく受け流す
4　人とのコミュニケーションのある生活
5　好奇心をもって、新たなことに挑戦する
6　学習習慣を続ければ記憶力は保たれる
7　目標を持つ
8　報酬を与える

9　本を読む習慣を維持する
10　意識的に段取りをする

この習慣は、高齢者だけでなく、基本的に三十代くらいから気をつけていただいて、生活習慣にしていれば、七十代、八十代になっても脳は衰えずに活発に働くはずです。認知症になるリスクも少なくなります。

今回は、五十代後半から六十歳以上の方に向けて、10の生活習慣と重なるところもありますが、極力認知症にならないために、誰もが簡単に実行できることを、最後にまとめておきたいと思います。

1　腹八分目のバランスのいい食生活

基本は食生活ですから、三食を基本にして、野菜、魚、肉など、バランスのとれた食事、腹八分目を心がけることです。

2　毎日一万歩歩く

年齢によって違いますが、基本は歩くことです。できれば毎日一万歩を歩きたいものです。高齢になって怖いのは下半身が衰えることです。歩くことが、何をするにも基本です。歩くことは下半身の衰えを防ぐだけでなく、脳の血流もよくし活性化させます。また、外を歩くことで季節のうつろいを目にして、外からの刺激が入ります。

ほかにラジオ体操などの体操を習慣化すれば、体全体を動かすので、上半身を含めた筋肉の維持もできます。ラジオ体操は、たった五分ですが、きちんとやると意外に効果があるものです。年齢、体力次第ですが、高齢の方も無理をせずに体力に応じて、ちょっと体全体を動かすようにしてもらいたいものです。

家庭菜園など畑仕事をしていれば、それだけでかなりいい運動になります。

3　頭を使い続ける

六十代後半、七十歳を過ぎてもまだ仕事をしている方は、それだけで十分に頭を使っています。とりわけ、何かをする必要はないと思います。それは、さきほどの渡部昇一先生の例ではありませんが、八十歳を過ぎても、各分野で現役で活躍している方を見れば、わかると思います。

定年になって、仕事から離れてしまった方は、自分で工夫しなければなりません。多くの方は、六十五歳になれば仕事から離れることになると思います。

本を読むのでも、明治時代についての本を読もう、あるいは江戸時代についての本を読もう、ある作家の作品を読んでしまおうなどと、テーマを持って系統的に読むことで、ただ読書をするより脳を活性化することができます。さらに、読んだ内容を家族でも友人にでも話してみることです。おもしろい話を拾い出して、話そうと思って読むと知識も身につきますし、話すことで記憶にも残るのです。

もちろん、語学を勉強するとか、何か新たなことに挑戦できればさらにいいです。

4　好奇心を抱き、日々刺激を求める

定年後、何もすることがなく、何となく日々が過ぎてしまうという生活は、刺激もなく、頭も使いません。一日中テレビを見ているような生活は、もっともボケやすい

でしょう。

今日は今日で、新しい一日がはじまるのですから、今日の楽しみを持ってほしいものです。

最後に認知症のもっとも一般的なテストである長谷川式簡易知能評価を紹介しておきましょう。

――付録――

認知症テスト　長谷川式簡易知能評価スケール

1　お歳はいくつですか？
二年までの誤差は正解。正解1点　不正解0点

2　今日は何年の何月何日ですか？　何曜日ですか？
年・月・日・曜日、それぞれ正解各1点ずつ　不正解各0点

3　私たちが今いるところはどこですか？（正答がないときは五秒後にヒントを与える）
自発的に答えられたら2点　五秒おいて「家ですか？　病院ですか？　施設ですか？」などから正しい選択ができたら1点　不正解0点

4　これから言う三つの言葉を言ってみてください。
あとの設問でまた聞きますのでよく覚えておいてください。
以下の系列のいずれか一つで、採用した系列に○印をしておく。
系列1　(a)桜　(b)猫　(c)電車
系列2　(a)梅　(b)犬　(c)自動車
言葉ごとに各1点ずつ
三つ正解3点　二つ正解2点　一つ正解1点　不正解0点
正答できなかったとき、正しい答えを覚えさせる。
（三回以上言っても覚えられない言葉は横線で消す）

5　100から7を順番に引いてください。（(a)に正解のときのみ(b)も行う）
(a)100―7は？　(b)それから7を引くと？
(a)正解93、(b)正解86　正解各1点ずつ　不正解0点

6　これから言う数字を逆から言ってください。（(a)に正解のときのみ(b)も行う）
(a)6―8―2　(b)3―5―2―9
(a)正解2―8―6、(b)正解9―2―5―3　正解各1点ずつ　不正解0点

7　先ほど覚えてもらった言葉（問4の3つの言葉）をもう一度言ってみてください。
正答がでなかった言葉にはヒントを与える
自発的に答えられた2点
ヒント「(a)植物　(b)動物　(c)乗り物」を与え、正解できたら1点　不正解0点

8　これから五つの品物を見せます。それを隠しますので何があったか言って下さい。

一つずつ名前を言いながら並べ覚えさせる。次に隠す。
時計、くし、はさみ、タバコ、ペンなど必ず相互に無関係なものを使う。
一つ正答するごとに1点　五つ正解5点　四つ正解4点　三つ正解3点
二つ正解2点　一つ正解1点　全問不正解0点

9　知っている野菜の名前をできるだけ多く言ってください。

答えた野菜の名前を記入する。
途中で詰まり、約10秒待ってもでない場合にはそこで打ち切る。
正答数十個以上5点　正答数九個4点　正答数八個3点　正答数七個2点
正答数六個1点　正答数〇～五個0点

質問内容の解説

1：年齢　2：日時の見当識　3：場所の見当識　4：言葉の即時記銘　5：計算
6：数字の逆唱　7：言葉の遅延再生　8：物品記銘　9：言語の流暢性

〈注1〉30点満点で、20点以下のとき、認知症の可能性が高いと判断される。
〈注2〉認知症の重症度別の平均点
非認知症：24・3点／軽度認知症：19・1点／中等度認知症：15・4点
やや高度認知症：10・7点／高度認知症：4・0点

石浦章一（いしうら・しょういち）

東京大学大学院総合文化研究科教授。
1950年、石川県生まれ。東京大学教養学部基礎科学科卒業、東京大学理学系大学院修了。理学博士。国立精神・神経センター神経研究所、東京大学分子細胞生物研究所を経て、現職。専門は分子認知科学。難病の解明をライフワークに、遺伝性神経疾患の分子細胞生物学研究をおこなっている。『IQ遺伝子』（丸善）、『脳学』（講談社）、『「頭のよさ」は遺伝子で決まる！？』『老いを遅らせる薬』（PHP新書）、『サルの小指はなぜヒトより長いのか』（新潮文庫）、『いつまでも「老いない脳」をつくる10の生活習慣』『「脳をうまく働かせる人」の習慣力』（ワック）など多数。

ボケない、老いない脳。
―これで認知症にならない生活習慣！

2013年10月29日　初版発行

著　者　石浦　章一

発行者　鈴木　隆一

発行所　ワック株式会社
東京都千代田区五番町 4-5　五番町コスモビル　〒102-0076
電話　03-5226-7622
http://web-wac.co.jp/

印刷製本　図書印刷株式会社

ISBN978-4-89831-685-6

好評既刊

いつまでも「老いない脳」をつくる10の生活習慣
石浦章一　B-078
脳を活性化する方法を〝10の生活習慣〟という切り口で解説。それには「体の健康」「脳の健康」「運動」が必須で、かつ三位一体にあることを分かりやすく説く。
本体価格九〇〇円

「タバコと酒」の健康常識はウソだらけ
橋内　章　B-183
現役の臨床医が、最新の医学・科学情報から、タバコと酒に関する健康の基礎知識を分かり易く解説し、巷間流布する常識のウソとホントを明らかにする。
本体価格八九五円

免疫力アップがすべてのポイント！
〝健康常識〟はウソだらけ
奥村　康　B-161
血圧もコレステロールも高くて大丈夫、ちょい太めの人の方が長生き、薬を飲むほど病気が治りにくい！　免疫学の世界的権威である著者が、健康長寿の秘訣を開陳！
本体価格八八六円

病気にならない、病気が治る
やはり、「免疫力」だ！
安保　徹　B-130
クスリや病院よりも、健康な生活習慣が大事！朝型生活が免疫力を高める、歩くことが基本、体を温め深呼吸を取り入れる等々、免疫力を高めるノウハウ満載！
本体価格八九五円